Gudrun Schaade
Beate Kubny-Lüke

Demenz
Alzheimer-Erkrankung

Ein Ratgeber für Angehörige und alle, die an Demenz erkrankte
Menschen betreuen

Die Autorinnen

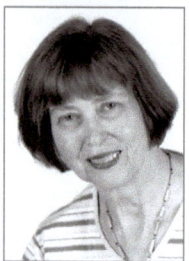 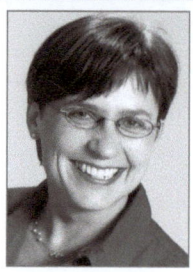

Gudrun Schaade
ist seit 1965 Ergotherapeutin. Sie hat in vielen Bereichen der Ergotherapie gearbeitet, bevor sie sich 1983 der Arbeit in der Geriatrie widmete. Dabei nahm sie sich besonders der Probleme auf einer geschlossenen Station für demenziell erkrankte Menschen an. Sie hat Konzepte aus verschiedenen anderen Bereichen der Neurologie mit in die Arbeit für die demenziell Erkrankten übernommen und ein neues Konzept zur Betreuung von Demenzkranken entwickelt. Dieses hat sie in ihrem Buch „Ergotherapie bei Demenzerkrankungen" im Springer-Verlag, Heidelberg, veröffentlicht. Sie ist Lehrtherapeutin an verschiedenen Fachschulen in Hamburg, hält Seminare und Vorträge in der ganzen Bundesrepublik. In der Alzheimer Gesellschaft Hamburg arbeitet sie ehrenamtlich mit und beteiligt sich an der Entwicklung von Konzepten über die Deutsche Expertengruppe Demenz (DED).

Beate Kubny-Lüke
war nach ihrem Ergotherapieexamen 1986 mehrere Jahre in der Psychiatrie tätig. Nach Erwerb ihres Pädagogik-Diploms 1993 arbeitete sie mehrere Jahre in der Ausbildung von Ergotherapeuten. Von 1999 bis 2004 war sie als Referentin bei verschiedenen psychiatrischen Fachverbänden tätig. Seit September 2004 ist sie beim Landschaftsverband Rheinland in Köln zuständig für Rehabilitation, Ergotherapie und Kreativtherapien. Sie ist Autorin und Herausgeberin mehrerer Fachveröffentlichungen. Im Schulz-Kirchner Verlag ist sie als Fachlektorin für die Ergotherapieveröffentlichungen zuständig.

Gudrun Schaade
Beate Kubny-Lüke

Demenz
Alzheimer–Erkrankung

Ein Ratgeber für Angehörige und
alle, die an Demenz erkrankte
Menschen betreuen

 Das Gesundheitsforum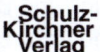

Bibliografische Information der Deutschen Bibliothek

Die Deutsche Bibliothek verzeichnet diese Publikation in der Deutschen Nationalbibliografie; detaillierte bibliografische Daten sind im Internet über http://dnb.ddb.de abrufbar.

Die Informationen in diesem Ratgeber sind von den Verfasserinnen und dem Verlag sorgfältig erwogen und geprüft, dennoch kann eine Garantie nicht übernommen werden. Eine Haftung der Verfasserinnen bzw. des Verlages und seiner Beauftragten für Personen-, Sach- und Vermögensschäden ist ausgeschlossen.

Besuchen Sie uns im Internet: www.schulz-kirchner.de

2. Auflage 2009
1. Auflage 2005
ISBN 978-3-8248-0335-4
Alle Rechte vorbehalten
© Schulz-Kirchner Verlag GmbH, 2009
Mollweg 2, D-65510 Idstein
Vertretungsberechtigter Geschäftsführer: Dr. Ullrich Schulz-Kirchner
Lektorat: Doris Zimmermann
Fotos: Titel – Hans Theo Gerhards, LVR
        Inhalt – Archiv Schulz-Kirchner Verlag und Deutscher Verband der
        Ergotherapeuten e.V. (DVE)
Druck und Bindung: KNDigital Printforce GmbH
Schockenriedstr. 37, 70565 Stuttgart
Printed in Germany

Inhaltsverzeichnis

Vorwort zur Reihe

Die „Ratgeber für Angehörige, Betroffene und Fachleute" vermitteln kurz und prägnant grundlegende Kenntnisse (auf wissenschaftlicher Basis) und geben Hilfestellung zu ausgewählten Themen aus den Bereichen Ergotherapie, Sprachtherapie und Medizin.

Die Autorinnen und Autoren dieser Reihe sind ausgewiesene Fachleute, die seit vielen Jahren als Therapeuten in der Behandlung und Beratung und/oder als Dozenten in der Aus- und Weiterbildung tätig sind. Sie sind jeweils für den Inhalt selbst verantwortlich und stehen Ihnen für Rückfragen gerne zur Verfügung.

Im vorliegenden Band „Demenz – Alzheimer-Erkrankung" hat Gudrun Schaade, Ergotherapeutin und Autorin diverser Fachveröffentlichungen, ihre jahrzehntelange Erfahrung – davon allein über zwanzig Jahre in der Geriatrie – zu einem Ratgeber für Angehörige und alle, die an Demenz erkrankte Menschen betreuen, zusammengefasst. Unterstützt wurde sie dabei von Beate Kubny-Lüke, Ergotherapeutin und Dipl. Pädagogin, mit Berufserfahrung in der Arbeit mit psychisch Kranken.

In verständlicher Form werden zu Beginn die theoretischen Hintergründe und einige Begrifflichkeiten erklärt und sodann dargestellt, welche Anzeichen auf eine Demenz hinweisen können und welche Hauptschwierigkeiten bestehen. Der größte Teil des Ratgebers jedoch gibt in sehr nachvollziehbarer Weise und in einfühlsamer Form konkrete Hilfestellungen für den Umgang mit einem an Demenz erkrankten Menschen in den verschiedenen Stadien der Erkrankung.

Wir hoffen, mit diesem Ratgeber dazu beizutragen, dass der alltägliche Umgang mit Menschen mit Demenz von weniger Schwierigkeiten geprägt ist und so die Belastungen für die Angehörigen ein wenig verringert werden können.

Reinhild Ferber
Herausgeberin für den DVE

Einleitung

Alzheimer! Demenz! Die Begriffe sind den meisten Menschen vertraut. So mancher erlaubt sich Späße damit, wenn ein Mitmensch bei einer Vergesslichkeit ertappt wird: „Alzheimer lässt grüßen".

Dahinter verbergen sich häufig Unwissenheit und Ängste, denn es ist eine schreckliche Vorstellung, allmählich und unaufhaltsam seine geistigen Fähigkeiten zu verlieren.

Gleichzeitig nehmen die Demenz-Erkrankungen in unserer Gesellschaft stetig zu, denn die Lebenserwartung ist gestiegen und die Wahrscheinlichkeit, an einer Demenz zu erkranken, steigt mit zunehmendem Lebensalter.

Demenz-Erkrankungen stellen unsere Gesellschaft vor besondere Herausforderungen: Sie lassen sich zurzeit noch nicht wirksam behandeln und beherrschen, man kann sie nicht aufhalten, sondern nur verzögern bzw. ihre Auswirkungen lindern. Besonders beängstigend ist für viele zudem, dass Demenz-Erkrankungen die Fähigkeiten zu denken beeinträchtigen, denn die intellektuellen Fähigkeiten und das Bewusstsein genießen in unserer Gesellschaft einen besonders hohen Stellenwert.

Demenz-Erkrankungen schränken die geistigen Möglichkeiten der Betroffenen zunehmend ein, verändern ihre Persönlichkeit und beeinträchtigen gravierend alle Körperfunktionen. Die Diagnose, an einer Demenz erkrankt zu sein, ist ein großer Schock, denn die Betroffenen und ihre Angehörigen müssen sich auf einen langen, unaufhaltsamen und schmerzlichen Abschied voneinander einstellen.

Umso bedeutsamer ist es, sich damit zu beschäftigen, wie man den demenzkranken Menschen auf seinem Weg begleiten kann. Dazu gehören Fragen wie: Was ist eine Demenz und wie verläuft sie? Wie soll und kann man Menschen mit einer Demenz in den verschiedenen Krankheitsphasen betreuen und behandeln? Welche Möglichkeiten der angemessenen Versorgung gibt es? Wie kann man diesen Lebensabschnitt gestalten? Wie achtet man als Angehöriger und Pflegender auf die eigene Kraft und Gesundheit?

Der vorliegende Ratgeber möchte Angehörigen, Pflegenden und therapeutisch Tätigen Informationen über Symptome, Ursachen und Folgen von Demenz-Erkrankungen vermitteln sowie Hinweise für den alltäglichen Umgang mit Erkrankten geben, die helfen, mit der belastenden Aufgabe umzugehen. Dabei wird der Schwerpunkt auf Morbus Alzheimer als häufigste Demenz-Erkrankung gelegt.

Demenz – Was ist das?

Geschichte der Demenz

Obwohl es die Demenz-Erkrankungen immer schon gab, sind sie erst in den letzten 15 Jahren zunehmend in der Öffentlichkeit bekannt geworden. Früher sagte man, jemand sei „verkalkt oder verwirrt", heute ist der Ausdruck Demenz vielen Menschen bekannt.

Das Altern als solches hat zunächst nichts mit Demenz zu tun, aber die Gefahr, an Demenz zu erkranken, nimmt mit zunehmendem Alter zu. Da in den letzten Jahren die Lebenserwartung deutlich zugenommen hat, erleben wir immer häufiger, dass Menschen an einer Demenz erkranken.

Was bedeutet das Wort „Demenz"?

Das Wort „Demenz" kommt aus dem Lateinischen und wird im Wörterbuch mit „Unsinn, Wahnsinn, Blödsinn" übersetzt. Wenn man das Wort „Demenz" in die beiden lateinischen Wörter „de" und „mens" aufteilt, kommt man dem Sinn des Begriffs jedoch näher: „De" bedeutet „weg" und „mens" bedeutet „Sinn, Geist, Verstand". Eine sinnvolle Übersetzung von „Demenz" wäre also: „sich vom Geist oder Verstand entfernen."

Entdeckung der Demenz

Die Demenz wurde erstmals von Alois Alzheimer (1864 – 1915), Psychiater und Gehirnpathologe, genauer erforscht. Er beobachtete die Erkrankung, beschrieb die neurologischen Veränderungen und untersuchte das Gehirn von Erkrankten nach ihrem Tod.

Alzheimer dokumentierte den Verlauf der Erkrankung am Beispiel von Auguste D., die mit 51 Jahren vom Jahre 1901 an in der städtischen Irrenanstalt in Frankfurt behandelt wurde und 1906 dort starb. Sie fiel ihm auf, da sie im Gegensatz zu anderen Patienten noch verhältnismäßig jung war. Auguste D. konnte kaum auf Fragen antworten, sich nicht mehr orientieren und legte ein seltsames unruhiges Verhalten an den Tag.

Alzheimer beobachtete mehrere Patienten, die an ähnlichen Symptomen litten, und schrieb seine Beobachtungen nieder. Er sah einen Zusammenhang zwischen den Wesensveränderungen der Patienten und den pathologischen Befunden des Gehirns. Seine Erkenntnisse fanden jedoch kaum Beachtung, denn die Erkrankung war selten und erregte wenig Aufmerksamkeit in der Fachwelt.

Erst in den 70er- und 80er-Jahren des 20. Jahrhunderts rückte die Krankheit in das Interesse der Fachwelt und der Öffentlichkeit.
Die Erkrankung berühmter Persönlichkeiten spielte dabei eine wesentliche Rolle. So erkrankte Rita Hayworth an einer Demenz. Schon 1971 zeigten sich bei der damals 53-jährigen Schauspielerin die ersten Anzeichen der Erkrankung, doch man munkelte, sie habe Alkoholprobleme und es wurde viel in der Boulevardpresse über sie hergezogen. Erst 1981 wurde bei ihr die Diagnose Alzheimer-Erkrankung gestellt.
Über Rita Hayworth wurde im Verlauf ihrer Erkrankung viel gespottet. Ihre Tochter veröffentlichte nach ihrem Tod die Diagnose der Alzheimer-Erkrankung, um sie zu rehabilitieren. Damit brachte die Tochter der Hollywood-Schauspielerin Rita Hayworth einen Stein ins Rollen.

In der Fachwelt besann man sich erst 1992 auf die präparierten Gehirnschnitte von Alois Alzheimer, die in München gelagert waren. Wissenschaftler und Ärzte aus Amerika und Japan begannen als Erste der Erkrankung nachzugehen und auch in Deutschland startete man eine Forschungsoffensive im Kampf gegen das Vergessen als Folge der Alzheimer-Erkrankung (Jürgs, 1999).

Einteilung der Demenz-Erkrankungen

In der 10. Fassung der International Classification of Disorders (ICD-10) wird Demenz als die Abnahme der intellektuellen Fähigkeiten als Folge einer Hirnschädigung mit unterschiedlichen Ursachen definiert.
Demenz ist somit der Oberbegriff für eine Vielzahl an Krankheitsbildern. Grundsätzlich unterscheidet man zwei Formen der Demenz:

- die primäre Demenz
- die sekundäre Demenz

Primäre Demenz

Die primäre Demenz ist eine eigenständige Erkrankung, deren Entstehung nicht an eine andere Erkrankung gebunden ist: Sie entsteht aus sich selbst. Die Alzheimer-Erkrankung und die vaskuläre Demenz werden als primäre Demenzen angesehen.

Eine vaskuläre Demenz beinhaltet eine Veränderung im Bereich großer und kleiner Blutgefäße im Gehirn. Es kommt immer wieder zu vielen verschiedenen „Hirninfarkten". Dies sind Verschlüsse von Gefäßen, die zu einer fortschreitenden Zerstörung von Gehirnzellen führen.

Die Alzheimer-Erkrankung macht mit ca. 70% den größten Anteil der Demenz-Erkrankungen aus. Der Anteil der vaskulären Demenz-Erkrankungen beträgt etwa 10-15%. Weitere 10% der Erkrankungsfälle werden einer gemischten Form der primären Demenz zugeordnet.

Die verbleibenden Erkrankungsfälle fallen unter die sekundären Demenzen, die als Folge einer Grunderkrankung entstehen.

Sekundäre Demenz

Die sekundäre Demenz basiert auf einer Vorerkrankung, die durch mechanische Einflüsse, wie z.B. Tumor oder Schädel-Hirnverletzungen, hervorgerufen werden kann. Auch toxische Einflüsse, wie Gifte – vor allem Alkohol- und Tablettenmissbrauch –, führen zu schweren Störungen im Gehirn, deren Folge eine Demenz sein kann. Ist die Störung durch eine Alkoholsucht verursacht, spricht man vom Korsakow-Syndrom. Auch Stoffwechselstörungen, schwere Infektionserkrankungen wie Gehirnhautentzündung (Meningitis) und ausgeprägte Mangelzustände wie z.B. durch Flüssigkeitsverlust oder ernährungsbedingte Störungen können zu einer Demenz-Erkrankung führen.

Die meisten Menschen meinen aber eine Alzheimer-Erkrankung, wenn sie von einer Demenz sprechen, da diese am weitesten verbreitet ist. Aus diesem Grund wird im Folgenden vor allem auf das Krankheitsbild der Alzheimer-Erkrankung eingegangen. Da das Erscheinungsbild und der Verlauf einer vaskulären Demenz mit dem einer Alzheimer-Demenz vergleichbar sind, enthält dieser Ratgeber auch Hilfen und Anregungen für die Pflege und den Umgang mit diesen Erkrankten.

Woher kommt die Alzheimer-Erkrankung?

Forschungsergebnisse

Wie schon ausgeführt, waren die Forschungen des Psychiaters Alois Alzheimer lange in Vergessenheit geraten. Nachdem die Krankheit seit den 80er-Jahren immer häufiger diagnostiziert wurde, entstanden zahlreiche Forschungsaktivitäten, die sich den Ursachen, dem Verlauf und der Behandlung der Erkrankung widmeten.

Die Erkenntnisse, die Alzheimer aus der Untersuchung der Gehirne verstorbener Patienten gewann, wurden von heutigen Wissenschaftlern bestätigt.

Mit der Alzheimer-Erkrankung gehen Veränderungen im Gehirn einher: Zum einen geht es um die Gliazellen, die die Nervenzellen umgeben. Dort kommt es aus bisher ungeklärter Ursache durch eine pathologische Spaltung des Amyloid-Vorläuferproteins zu dem krankhaften Amyloid-Beta-A4-Protein und wird als Amyloidablagerung, senile Plaques, sichtbar. In den Nervenzellen selbst werden die Tau-Proteine, die in den Dendriten der Neuronen Stützfunktionen haben, pathologisch verändert. Sie bilden sich zu Neurofibrillenbündeln und führen zum Absterben der betroffenen Nervenzelle (Kurz, 1995). Die Neurofibrillenbündel und die amyloidhaltigen Plaques sind an sich nicht spezifisch für die Alzheimer-Demenz, sie treten in geringer Zahl auch bei hirnorganisch gesunden alten Menschen auf. Für die Demenz vom Alzheimer-Typ hingegen typisch sind die Intensität des Auftretens dieser krankhaften Prozesse und die Verteilung in bestimmten Hirnarealen (Lind, 2003).

Die Ursache für alle diese Vorgänge kennt man immer noch nicht. Man ist sich jedoch sicher, dass das Lebensalter ein wichtiger Faktor für die Entstehung einer Alzheimer-Erkrankung ist. Dabei spielt auch die Frage nach dem Alter, in dem die Erkrankung auftritt, eine Rolle. Es gibt eine „frühe" Demenz, die etwa um das 60. Lebensjahr herum beginnt (siehe Fallbeispiel Auguste D.), und eine „späte" Demenz, die im höheren Lebensalter entsteht.

Da man die Ursachen der Alzheimer-Demenz noch nicht kennt, konnten bisher keine Medikamente gegen die Entstehung der Krankheit entwickelt werden. Die Medikamente, die heute zur Behandlung der Demenz eingesetzt werden, bekämpfen deren Symptome.

Sie können, wenn sie schon frühzeitig zu Beginn der Erkrankung eingesetzt werden, das Fortschreiten hinauszögern; sie können die Erkrankung aber nicht heilen.

Ein Teil der Wissenschaftler setzt große Hoffnungen in die Genforschung und -therapie und hofft hier einen Ansatzpunkt zur Behandlung der Alzheimer-Erkrankung zu finden.

Wichtig für den Laien ist es zu wissen, dass die Alzheimer-Erkrankung keine Infektionskrankheit ist und von daher nicht durch Ansteckung übertragen werden kann.

Ist die Alzheimer–Erkrankung erblich?

Als Angehöriger eines Betroffenen fragt man sich, ob die Alzheimer–Erkrankung vererbbar ist.

Die Vorstellung, das Gedächtnis und die Denkfähigkeit zu verlieren, ist für die meisten Menschen sehr beängstigend. Und wenn man bei einem nahen Angehörigen den Verlauf der Alzheimer-Erkrankung erlebt hat, macht man sich natürlich Gedanken darüber, ob man selbst auch von dieser Krankheit bedroht ist.

Wie im vorigen Kapitel ausgeführt, sind die Ursachen der Alzheimer-Erkrankung nicht bekannt. Die Alzheimer-Erkrankung scheint in seltenen Fällen in Familien gehäuft aufzutreten. Da es sich aber im Verhältnis zur Gesamtzahl der Erkrankungen nur um einen geringen Prozentsatz handelt, ist davon auszugehen, dass in den meisten Fällen Vererbung keine Rolle bei der Verursachung der Erkrankung spielt.

Kann man der Erkrankung vorbeugen?

Es gibt viele Überlegungen, wie man der Alzheimer-Erkrankung vorbeugen kann. Obwohl man manches tun kann, ist eine sichere Vorbeugungsstrategie bisher nicht bekannt. Dies hängt auch damit zusammen, dass die Ursachen der Alzheimer-Erkrankung weitgehend im Dunkeln liegen.

Für jeden alten Menschen gelten Grundregeln, die ihm vielleicht die Möglichkeit geben, sich geistig und körperlich fit zu halten, wenn diese Maßnahmen auch nicht unbedingt vor einer Demenz-Erkrankung schützen können. Menschen, die während ihres ganzen Lebens geistig aktiv waren, haben später im Verlauf der Erkrankung vielleicht noch die Möglichkeit einer guten „Fassade" oder einiger Kompensationsmechanismen.

- So ist es wichtig, sich auch im höheren Lebensalter geistig zu betätigen und aktiv zu sein. Gedächtnistraining, Bewegung und Interesse an vielen Dingen sind Faktoren, die jedem älteren Menschen gut tun.
- Auch die Verabreichung von Vitaminen könnte vielleicht in Zukunft eine Strategie der Vorbeugung werden. So hat man festgestellt, dass bei einigen an Alzheimer erkrankten Menschen die Konzentration von Vitamin E und Vitamin C im Gehirn zu gering ist. Auch das Vitamin B wurde nur in geringen Konzentrationen gefunden. So befasst sich die Forschung auch damit, ob man über hohe Dosen von Vitamin E und C eine Besserung der Hirnleistung bewirken und vorbeugend tätig werden kann. Bisher konnte eine Wirkung von Vitamingaben noch nicht nachgewiesen werden.
- Und natürlich kann man durch naturheilkundliche Maßnahmen und Mittel die Gehirnfunktion unterstützen und verbessern und so die eigenen Abwehrmechanismen gegen die Erkrankung stärken.

Generell sollte man sich jedoch nicht durch Schlagzeilen täuschen lassen, die Wundermittel bis hin zu Impfungen anpreisen. Bisher müssen wir uns leider mit wenigen allgemeinen Ratschlägen zur Vorbeugung begnügen.

Exkurs: Rolle der Wahrnehmung

Demenz-Erkrankungen werden in der Medizin zu den psychiatrischen Erkrankungen des höheren Lebensalters oder auch gerontopsychiatrischen Erkrankungen gezählt, denn das Verhalten und das Wesen des Betroffenen verändern sich gravierend. Beschäftigt man sich genauer mit den Symptomen und dem Verlauf der Erkrankung, kann man feststellen, dass es sich nicht um eine reine psychiatrische Erkrankung handelt. Man weiß, dass die Alzheimer-Erkrankung zu im Gehirn nachweislichen Veränderungen führt, sodass man eigentlich auch von einer neurologischen Erkrankung sprechen könnte.

Neurologische Erkrankungen, wie z.B. die Parkinson'sche Erkrankung oder auch der Zustand nach einer schweren Hirnverletzung, werden häufig von Funktionseinbußen begleitet, die sich im Bereich der Wahrnehmungsfähigkeiten abspielen und die Körperwahrnehmung beeinträchtigen.

Daher ist es wichtig, die Frage zu beantworten, was wir in diesem Zusammenhang unter Wahrnehmung verstehen. Die nächste Frage ist die, was Wahrnehmung mit einer Demenz-Erkrankung zu tun hat.

Man unterscheidet zwischen den Sinnen und der Wahrnehmung. Der Mensch hat fünf Sinne, mit denen er sich die Welt erschließt, die allen vertraut sind: das Sehen, das Hören, das Riechen, das Schmecken und das Tasten. Die Bedeutung der Sinne wird vor allem dann deutlich, wenn ihre Funktionsfähigkeit nicht sicher erscheint. Das Sprichwort „Der hat ja seine fünf Sinne nicht beisammen!" drückt dies aus.

Neben diesen Sinnen gibt es noch Sinneswahrnehmungen, die den meisten Menschen nicht bewusst sind: **die Gleichgewichtswahrnehmung (vestibuläre Wahrnehmung), die Eigenwahrnehmung (propriozeptive Wahrnehmung), zu der auch die Vibrationswahrnehmung gehört.**

Die Sinneswahrnehmung des Gleichgewichts wird über das Ohr aufgenommen. In der Anatomie des Ohres befindet sich das sogenannte Labyrinth. Es ist zuständig für das Gehör, aber auch für den Gleichgewichtssinn. Die Tiefensensibilität wird über Sinneszellen in den Muskeln, Sehnen und Gelenken wahrgenommen. Vibrationen werden über Tastsinneszellen aufgenommen, die im ganzen Körper verteilt sind: die Vater-Pacini-Lamellenkörperchen (Schäffler, Schmidt, 1994). Zusätzlich werden über das Ohr und die Haut vibratorische Reize aufgenommen, die uns helfen, Informationen über unseren Körper zu erhalten.

Alle Sinnesorgane nehmen Reize auf und geben die Informationen an das Gehirn weiter. Dort werden die Reize sortiert und zu einer Gesamtwahrnehmung verarbeitet.

Wahrnehmung und Wahrnehmungsverarbeitung werden von jedem Menschen benötigt, um sich zu entwickeln, um Handlungen zu planen und auszuführen.

> Der an einer Demenz erkrankte Mensch erleidet den allmählichen Verlust der Fähigkeit, die Sinnesreize im Gehirn zu verarbeiten und in Handlungen umzusetzen, die der Situation angemessen sind.

Die Wahrnehmungsfähigkeit eines an Demenz erkrankten Menschen nimmt immer weiter ab. Dies wirkt sich vor allem auf die Körperwahrnehmung aus. Der kranke Mensch kann sich und seine Bewegungen im Raum nicht mehr richtig einordnen. Es wird für ihn immer unklarer, wie eine Bewegung abläuft, z.B.: In welche Richtung muss man seine Arme bewegen, wenn man einen Pullover anziehen will? Wie muss man seine Beine bewegen, wenn man eine Treppe hochgeht?
Es fällt dem Betroffenen sehr schwer, auf Aufforderung bestimmte Bewegungen durchzuführen. Dies kann dann z.B. bei der Körperpflege, bei der Fortbewegung und beim Anziehen große Probleme bereiten.

Für einen gesunden Menschen sind diese Veränderungen sehr schwer nachzuvollziehen, da man seit Kindesbeinen an über diese Fähigkeiten verfügt. Es scheint ganz selbstverständlich und ohne Mühen möglich, den Körper ohne langes Nachdenken kontrolliert und zielsicher zu bewegen, ihn zu spüren und mit ihm angemessen umzugehen.

Für den Erkrankten erzeugt der allmähliche Verlust der Körperwahrnehmung Verunsicherung und Angstgefühle und kann dann zu ausgeprägten Missempfindungen und Verhaltenstörungen führen.

Organische Faktoren und äußere Einflüsse

Die Alzheimer-Erkrankung ist eine Erkrankung, die zu Lebzeiten des Patienten durch Ausschluss diagnostiziert wird. D.h., man untersucht den Erkrankten auf alle denkbaren Erkrankungen, die Ursache der Symptome sein könnten und diagnostiziert dann die Alzheimer-Erkrankung, wenn alle anderen Diagnosen ausgeschlossen sind.
Erst nach dem Tod des Betroffenen kann man durch eine gehirnpathologische Untersuchung die Diagnose zu 100 Prozent bestätigen.
Es gibt keine eindeutigen organischen Faktoren, die mit der Alzheimer-Erkrankung in Verbindung gebracht werden. Eine Zeit lang vermutete man, dass gravierende Umwelteinflüsse wie Aluminiumvergiftungen als Auslöser der Alzheimer-Erkrankung infrage kommen. Doch diese These wurde bald wieder verworfen. Erkrankungen wie Bluthochdruck und hohe Cholesterinwerte sollten unbedingt behandelt werden,

da sie als eventuelle Auslöser oder Verursacher im Gespräch sind. Bisher wurde allerdings letztlich noch kein wissenschaftlicher Nachweis dafür erbracht.

Aufmerksam auf die Symptome einer Alzheimer-Erkrankung wird man bei einem Angehörigen häufig das erste Mal durch einschneidende Lebensereignisse: der Tod des Lebenspartners, ein plötzlicher Krankenhausaufenthalt, womöglich in Verbindung mit einer Anästhesie (Narkose), ein Umzug. Meist war dann die Erkrankung in leichter Ausprägung schon längere Zeit vorhanden und kommt nun durch die gravierenden Veränderungen und Umwelteinflüsse deutlicher zutage.

Von wem und wie wird eine Demenz festgestellt?

Diagnostische Verfahren

Mit zunehmendem Alter kommt es häufiger zu kleinen Problemen mit dem Gedächtnis und zu einem Nachlassen der Sinneswahrnehmung. Man kann ein bestimmtes Wort nicht finden oder man hat Dinge verlegt, man hört nicht mehr so gut und die Reaktionsgeschwindigkeit verlangsamt sich. Dies kann den Betroffenen verunsichern und er stellt sich die Frage, ob es sich um einen natürlichen Alterungsprozess handelt oder aber um eine Erkrankung des Gehirns.
Diese Veränderungen fallen auch den Angehörigen wie Ehepartner oder Kindern auf, und auch ihnen ist es wichtig, dass der betroffene Mensch sich Gewissheit verschafft, was mit ihm los ist.
Eine Untersuchung sollte auf jeden Fall erfolgen, wenn Veränderungen der Gedächtnisleistung, der Urteilskraft, der Bewältigung der täglichen Aufgaben, Veränderungen des Verhaltens und der Stimmung auftreten (s.a. www.patientenleitlinien.de).

Die Frage, die sich nun stellt, lautet: Wer kann einem nun weiterhelfen? Zunächst sollte der **Hausarzt** aufgesucht werden. Er verfügt über viele Informationen über altersbedingte Erkrankungen und wird den betroffenen Menschen zu weiteren Untersuchungen an den entsprechenden **Facharzt** überweisen.
Die weiteren Untersuchungen werden dann häufig von niedergelassenen Neurologen durchgeführt. In größeren Städten gibt es aber auch spezielle Einrichtungen, die sich auf die Diagnostik von Demenz-Erkrankungen spezialisiert haben. Man nennt diese Angebote z.B. „**Gedächtnissprechstunde**" oder spricht von einer „**Memoryklinik**". Ein Vorteil dieser Einrichtungen ist es, dass man von verschiedenen Fachleuten untersucht und behandelt werden kann. So arbeiten hier in der Regel verschiedene Fachärzte, Neurologen und Psychiater an der Früherkennung von Demenz-Erkrankungen.

Zu Beginn der Untersuchungen zur Abklärung einer Demenz steht ein ausführliches Gespräch über die persönliche Krankengeschichte (Eigenanamnese) des betroffenen Menschen. Hierbei wird erfasst, über welche Beschwerden der Hilfesuchende klagt, wie seine Lebensführung und sein familiäres Umfeld aussehen.

Es folgt eine ausführliche körperliche Untersuchung. Neben einer Blutuntersuchung kann manchmal auch die Rückenmarkflüssigkeit untersucht werden, um einen entzündlichen Prozess auszuschließen. Unter Umständen wird auch das Gehirn mithilfe von bildgebenden Verfahren untersucht. Hierbei kann es sich unter anderem um die Magnetresonanztomographie (MRT) handeln, die auch unter dem Begriff Kernspintomographie bekannt ist. Hierdurch schließt man Tumorgeschehen aus und versucht Gefäßveränderungen zu erfassen.

Mithilfe dieser und weiterer Untersuchungsmethoden schließt man andere Erkrankungen aus, die ebenfalls Beeinträchtigungen des Gedächtnisses hervorrufen können.

Verschiedene Tests

Zusätzlich zur körperlichen Untersuchung werden Testverfahren eingesetzt. Mithilfe dieser Tests versucht man den Schweregrad einer demenziellen Erkrankung festzustellen. Sie geben außerdem weitere diagnostische und differenzialdiagnostische Hinweise und können im Verlauf einer Demenz-Erkrankung genutzt werden, um Veränderungen aufzuzeigen.

In Deutschland wird besonders häufig der **Mini-Mental-Test** (MMST) (Förstl, 1997) eingesetzt. Bei diesem Test werden der zu untersuchenden Person Fragen gestellt, die verschiedene Bereiche der Hirnleistung ansprechen, wie Orientierung, Merkfähigkeit, Aufmerksamkeit und Rechenfähigkeit, Sprache, Handlungsdurchführung und abstraktes Denken. Für die Beantwortung der Fragen gibt es eine bestimmte Punktzahl, die über das Vorhandensein der verschiedenen Funktionen Auskunft gibt. Es sind maximal 30 Punkte möglich. Ein Verdacht auf Störung liegt vor, wenn die untersuchte Person weniger als 25 Punkte erreicht.

Der Mini-Mental-Test wird meistens mit dem **Uhrentest** (Shulman, Shedletsky, Silver, 1986) gekoppelt. Beim Uhrentest wird der zu untersuchenden Person die Aufgabe gestellt, eine Uhr zu zeichnen, die 11.10 Uhr anzeigt. Hierbei kann man die visuell-räumliche Problematik eines Menschen erkennen. Bei einer Demenz-Erkrankung wird die räumlich-visuelle Organisation mit fortschreitender Erkrankung immer schwieriger.

Sowohl der Mini-Mental-Test als auch der Uhrentest dauert nur ca. 10-15 Minuten. Weitere Testverfahren, wie z.B. die Reisberg-Skalen (Förstl, 1997), sind sehr viel umfangreicher und benötigen viel Zeit für die Durchführung.

Patienten, die an diesen Testverfahren teilnehmen, befinden sich i.d.R. noch nicht in einem fortgeschrittenen Erkrankungsstadium der Demenz.

Neben diesen Tests zur Abklärung der geistigen Fähigkeiten wie Gedächtnis, Orientierung, Konzentration gibt es noch verschiedene Verfahren, mit deren Hilfe man die Alltagsfähigkeiten der Betroffenen zu überprüfen versucht, z.B.: Kann der oder die Betroffene noch das Mittagessen zubereiten, Kaffee mit der Kaffeemaschine kochen, die Kleidung richtig anziehen? Kann er oder sie noch mit dem Herd umgehen, ein Schloss aufschließen? Können Einkäufe noch selbst erledigt, ein Brief in den Umschlag gesteckt und adressiert werden? Die Antworten auf diese Fragen sind ein hilfreiches Kriterium bei der Diagnose einer Demenz-Erkrankung.

Wahrnehmungsstörungen, vor allem auch Störungen in der Körperwahrnehmung, werden durch die genannten Testverfahren nicht erfasst. Um hier eine Einschätzung zu erhalten, müssen entsprechende Fachtherapeuten (Ergotherapeuten, Physiotherapeuten) eine Befunderhebung vornehmen.

Grundsätzlich ist es beim Verdacht einer demenziellen Erkrankung notwendig, eine sorgfältige Diagnostik durchzuführen. Eine Alzheimer-Erkrankung muss von anderen – eventuell heilbaren Krankheiten – abgegrenzt werden, damit die richtige Behandlung in die Wege geleitet werden kann. Der Umgang mit einer Alzheimer-Demenz unterscheidet sich vom Vorgehen bei einer sekundären Demenz (s. S. 13) nicht nur hinsichtlich der medikamentösen Behandlung. Auch die begleitenden Therapien und die weiteren unterstützenden Maßnahmen müssen anders aussehen.

Wie bespricht man mit dem Betroffenen die Diagnose?

Grundsätzlich hat jeder Mensch ein Recht darauf, die eigene Diagnose zu erfahren, auch wenn diese nur schwer zu verkraften ist. Zu wissen, dass man an einer schweren und unheilbaren Krankheit leidet, beinhaltet auch die Chance für den Betroffenen, die verbleibende Zeit aktiv zu gestalten und Entscheidungen für die Zukunft zu fällen.
Es wird als günstig angesehen, dem Betroffenen die Diagnose Alzheimer-Demenz in einem abgestuften Vorgehen, das sich an seinem Zustand und seiner Persönlichkeit orientiert, mitzuteilen. Der Kranke erhält dann immer so viele Informationen, wie er verstehen und verarbeiten kann, und kann entscheiden, ob er noch mehr über sein Krankheitsbild wissen möchte.
Eine Aufklärung der Angehörigen darf grundsätzlich nur mit dem Einverständnis des Betroffenen durchgeführt werden.

Wie zeigt sich eine Demenz?

Verdeckte Zeichen

■ **Gedächtnis**

Unser Gedächtnis verfügt über verschiedene Fähigkeiten. Die bekannteste Fähigkeit ist die, sich Informationen und Sachverhalte merken zu können. Wenn man sich nicht mehr gut erinnern kann und häufig Dinge vergisst, dann beunruhigt dies sehr. Mit zunehmendem Lebensalter werden alle unsere Sinne und Wahrnehmungsleistungen insgesamt etwas langsamer. Auch der gesunde ältere Mensch sucht schon mal nach einem Wort oder kann sich an einen Namen nicht erinnern. Da dies jedoch nicht gleich ein Hinweis auf eine Demenz ist, ist die Früherkennung einer Demenz-Erkrankung so schwierig. Erst wenn diese Phänomene gehäuft auftreten und einen immer wieder irritieren, sollte man nicht versäumen, eine Demenz-Erkrankung diagnostisch abklären zu lassen.

Neben der Merkfähigkeit hat das Gedächtnis noch weitere Funktionen, wie z.B. die wichtigen von unwichtigen Informationen zu unterscheiden und nur diese zu speichern, die bedeutsam sind. Dieser Vorgang findet ständig statt und hilft uns, unser Gedächtnis nicht zu überlasten.
Besonders fest sind Dinge im Langzeitgedächtnis gespeichert. Mithilfe des Kurzzeitgedächtnisses wählt das Gehirn aus, was im Langzeitgedächtnis gespeichert werden soll. Das Kurzzeitgedächtnis ist viel anfälliger für Störungen als das Langzeitgedächtnis.
Bei einem an Demenz erkrankten Menschen ist deswegen das Kurzzeitgedächtnis besonders früh von Störungen betroffen. Das Langzeitgedächtnis bleibt dem Betroffenen dagegen meist noch relativ lange erhalten.

■ **Wesensveränderungen**

Menschen, die an einer Alzheimer-Demenz erkranken, verändern auch ihr Verhalten. Sie sind oft aus unerfindlichen Gründen wütend, neigen zu starken Stimmungsschwankungen, werden leicht aggressiv und dann wiederum depressiv.
Sie können „Aussetzer" im Beruf erleben, die zunächst häufig mit Überarbeitung abgetan werden. Sie verlegen ständig Gegenstände und verdächtigen dann häufig Menschen in ihrem Umfeld, sie bestohlen zu haben.
Manchmal passiert auch das Gegenteil. Menschen, die bisher durch ihre Ehrlichkeit bekannt waren und die es eigentlich gar nicht nötig haben, werden durch Ladendiebstähle auffällig. Hier handelt es sich dann häufig gar nicht um ein „Stehlen", sondern der Vorgang des „Einkaufens" wird nicht mehr vollständig durchgeführt. Es kann sein, dass den Betroffenen die Fähigkeit verloren gegangen ist, alle Schritte des Einkaufens zu vollziehen: Geschäft aufsuchen, Ware aussuchen, in den Korb legen, zur Kasse gehen, bezahlen, einpacken, das Geschäft verlassen.

Demenz-Erkrankungen können sich zunächst hinter gravierenden Persönlichkeitsveränderungen verbergen. Erst wenn dann die Diagnose gestellt wird, fügt sich das Gesamtbild der Veränderungen zusammen.

Erste Störungen der Kognition

Unter der Kognition versteht man alle Fähigkeiten, die für Denkprozesse und geistige Leistungen nötig sind. Einschränkungen im kognitiven Bereich werden vom Betroffenen selbst und von seinem nahen Umfeld meist schon früh bemerkt. Der Kranke versucht zunächst oft mit viel Geschick seine Störungen zu verbergen.

- **Sprache**

Es kann zu Wortfindungsstörungen kommen, die vom betroffenen Menschen häufig zunächst so ausgeglichen werden, indem er den Gegenstand umschreibt, dessen Bezeichnung ihm nicht mehr einfällt.

Der Betroffene kann als eine Strategie eine Art „Fassade" entwickeln, hinter der sich die Probleme verbergen. Dies gelingt im sprachlichen Bereich dann nicht länger, wenn der Kranke nicht mehr nur das Wort nicht findet, sondern auch die Bedeutung von Begriffen und Gegenständen nicht mehr versteht.

Dann ist nicht nur die Wortfindung, sondern auch das Sprach- oder Wortverständnis gravierend beeinträchtigt.

- **Handlungsplanung und -ausführung**

Der Mensch entwickelt im Laufe seiner Kindheit die Fähigkeit, Handlungen zu planen und auszuführen. Viele Alltagshandlungen (z.B. das Kaffeekochen, das Anziehen, das Binden einer Schleife) werden im Laufe des Lebens durch Übung und Wiederholung so weit „automatisiert", dass man ihre Planung in Bruchteilen von Sekunden im Gehirn abrufen kann, um sie durchzuführen. Diese Fähigkeit, Alltagshandlungen zu automatisieren, braucht der Mensch, um seinen Alltag bewältigen zu können, ohne für Routinehandlungen immer wieder viel Zeit und Energie einsetzen zu müssen.

Alzheimerkranke verlieren ihre Alltagsfähigkeiten im Laufe der Erkrankung. Zunächst können automatisierte Handlungen noch abgerufen, aber nicht mehr weitergeführt werden, wenn eine kleine Störung auftritt.

> *Beispiel: Der Betroffene will Kaffee kochen, aber die Filtertüten stehen nicht am gewohnten Ort. Nun kann es passieren, dass die Handlung eingestellt wird oder auch in einer nicht sinnvollen Weise weitergeführt wird, z.B. das Kaffeepulver ohne Tüte in den Filter geschüttet wird.*

Störungen der Handlungsfähigkeit führen zu Misserfolgen und Missgeschicken. Die Betroffenen können hierdurch sehr verunsichert werden, denn auf einmal gelingen

Dinge nicht mehr, die doch eigentlich „kinderleicht" sind. Manche Betroffenen ziehen sich zurück, werden passiv und vermeiden es so, Fehler zu begehen.

■ **Orientierung**

Ein weiteres Krankheitssymptom einer Demenz sind die Störungen der Orientierung. Zunächst können die Betroffenen sich in ihrem gewohnten Umfeld noch problemlos orientieren. Die Schwierigkeiten treten anfangs vor allem dann auf, wenn sie sich in einer fremden Umgebung befinden.

Beispiel: Ein 75-jähriger alter Mann, der selbstständig lebt und aktiv seinen Tag gestaltet, fährt in einen kleinen Kurort in den Urlaub. Am Urlaubsort fällt es ihm schwer, sich zu orientieren, und er muss manchmal lange suchen, um nach seinen Spaziergängen im Ort den Weg zum Hotel zu finden. Eines Abends verirrt er sich im Dunkeln. Dies ist ihm so unangenehm, dass er sich nicht entschließen kann, jemanden nach dem Weg zu fragen. Er verbringt die Nacht auf einer Parkbank und wird am frühen Morgen von einem Parkwächter angesprochen und ins Hotel geführt.

Die Orientierungsfähigkeit teilt man in vier Bereiche ein:
■ örtliche Orientierung (siehe Beispiel)
■ situative Orientierung
■ zeitliche Orientierung
■ Orientierung zur eigenen Person

Im oben ausgeführten Beispiel ist die **örtliche Orientierung** von der Störung betroffen. Die **situative Orientierung** bezieht sich auf das Erkennen und Einordnen der Situation.

Beispiel: Eine Frau mit einer Alzheimer-Demenz zieht im Winter plötzlich ein Sommerkleid und Sandalen an und will so das Haus verlassen.

Wenn die **zeitliche Orientierung** verloren geht, äußert sich dies z.B. darin, dass sich die Betroffenen im Tages- oder Wochenverlauf nicht mehr zurechtfinden und Datum und Uhrzeiten nicht mehr kennen.

Der Verlust der **Orientierung zur eigenen Person** kann sich z.B. darin äußern, dass die Betroffenen sich nicht mehr im Spiegel erkennen oder ihr Alter vergessen haben. Frauen reagieren häufig nur noch auf ihren Mädchennamen. Sie wissen mit zunehmender Erkrankung nicht mehr, dass sie verheiratet sind oder waren oder dass sie Kinder haben.
Die örtliche, zeitliche und situative Orientierung geht im Verlauf einer Alzheimer-Demenz relativ schnell verloren. Die Orientierung zur Person bleibt meist am längsten

erhalten. Erst mit fortschreitender Erkrankung kommt es zu den beschriebenen Ausfällen der Orientierung zur eigenen Person.

Alzheimerkranke in einem fortgeschrittenen Stadium können kaum noch ihr Alter angeben, kennen jedoch häufig das eigene Geburtsdatum, das tief im Langzeitgedächtnis verankert ist. Viele Betroffene nennen, wenn sie nach ihrem Alter gefragt werden, ein Alter um die 30 Jahre.

Stadien der Alzheimer-Erkrankung

Frühes Stadium

Eine Alzheimer-Erkrankung beginnt ganz allmählich und schleichend. Zunächst fallen eine verstärkte Vergesslichkeit, vor allem bezogen auf das Kurzzeitgedächtnis, und die Abnahme der Merkfähigkeit auf. Dann treten Wortfindungsstörungen und erste Orientierungsstörungen auf – vor allem in fremden Umgebungen und auf der Straße. Ein weiteres Phänomen, das auftaucht, ist der schleichende Verlust der Fähigkeit, Situationen, Gegenstände und Begriffe richtig einzuordnen, d.h. ihnen den in unserer Gesellschaft üblichen Sinn zuzuordnen.

Zu Beginn können die Betroffenen manchmal noch ihren Beruf ausüben und unabhängig leben. Die Erkrankten erledigen ihren Haushalt selbst, kümmern sich um ihre persönlichen Belange und ein intaktes Urteilsvermögen ist noch gegeben.

In diesem Stadium erleben die Betroffenen sich jedoch schon als verändert und viele entwickeln Ängste. Zu erleben, wie die geistigen Kräfte schwinden, ist sehr bedrohlich und erzeugt große Hilflosigkeit.

Mittleres Stadium

Im weiteren Verlauf der Erkrankung treten häufig schwerere psychische Veränderungen auf. Es kann zu auffallenden Verhaltensweisen in der Öffentlichkeit und gegenüber anderen Menschen kommen. Die Probleme im Umgang mit Menschen zeigen sich häufig auch im Kontakt mit den Angehörigen.

Die erkrankten Menschen werden in diesem Stadium ständig mit ihren Störungen konfrontiert. Gleichzeitig ist es ihnen durch ihre eingeschränkten kognitiven Fähigkeiten nicht möglich, ihren Krankheitsverlauf zu reflektieren oder eine Situation kritisch zu beurteilen. Sie verstehen nicht, was mit ihnen passiert, sondern merken nur, dass etwas nicht stimmt und sie sich nicht mehr auf ihre Fähigkeiten zu denken und wahrzunehmen verlassen können.

In diesem Stadium entwickeln manche Betroffenen eine depressive Reaktion. Sie kann der Anlass für eine gründliche Untersuchung sein und dann die Diagnose einer Demenz zutage bringen.

Für die weitere Behandlung ist es sehr wichtig, eine depressive Reaktion als Folge einer Demenz-Erkrankung von einer „echten" Depression zu unterscheiden, denn die Behandlungsmaßnahmen sind sehr verschieden.

Aber auch Aggressionen, Gereiztheit und generalisierte Angst können Antwort auf das Krankheitsgeschehen sein. Manche Erkrankten wollen und können nachts nicht mehr alleine sein, sie brauchen ständig menschliche Nähe.

Für viele Betroffene ist es nun auch schwierig, weiterhin selbstständig zu leben. Die Erkrankten brauchen eine Vertrauensperson, die ihnen bei auftretenden Problemen hilft und auch teilweise Verantwortung für sie übernimmt.

Viele Verhaltensweisen sind in dieser Phase für die Angehörigen sehr belastend. Manche Betroffenen können ihre Gefühle nur noch schlecht kontrollieren, beschimpfen ihre Angehörigen, schlagen und treten oder spucken und kratzen, wenn sie wütend sind.

Zum Teil kommt es zu ungewöhnlichen Äußerungen und Lauten wie seltsames Lachen, lautes Rufen, wiederholtes Fragen. Manche Betroffenen fragen ständig nach Hilfe und fordern diese zum Teil auch lautstark ein.

Andere Erkrankte leiden unter Wahnvorstellungen. Extreme Verhaltensweisen wie Verstecken oder Sammeln von Gegenständen und inadäquates An- oder Ausziehen können auftreten. Manche Demenzkranken laufen weg und bringen sich so selbst in Gefahr. Das „Weglaufen" ist jedoch meistens eher ein „Hinlaufen", denn die Kranken wollen meistens nicht irgendeinen Ort verlassen, sondern haben den dringenden Wunsch, einen anderen Ort aufzusuchen.

Demenzkranke Menschen scheinen mit fortschreitender Erkrankung immer mehr unsere gemeinsame Wirklichkeit zu verlassen und sich in „ihre" Welt zurückzuziehen. Sie scheinen ihre Umwelt nur noch schemenhaft wahrzunehmen. Im sozialen Kontakt kann dies zu Distanzlosigkeiten bis hin zu Aufdringlichkeiten führen. Für Angehörige oder Betreuer ist es hilfreich, dies richtig einordnen zu können.

Beispiel: Eine Frau setzt sich auf den Schoß ihrer Nachbarin, da sie nicht wahrnimmt, dass auf diesem Stuhl schon jemand sitzt.

Häufig beginnen die Kranken den Tag- und Nachtrhythmus zu vertauschen. Sie werden nachts aktiv, während des Tages sind sie kaum ansprechbar und schlafen. In Fachkreisen spricht man vom sogenannten „Sun-downing-Phänomen".

Zum Teil kann es in diesem Krankheitsstadium auch zu Problemen mit den unwillkürlichen Körperfunktionen kommen. D.h., manche Erkrankten verlieren die Kontrolle über ihre Ausscheidungen. Eine weitere unangenehme Begleiterscheinung kann das Phänomen sein, dass die Betroffenen mit Kot schmieren.

Neben den gravierenden psychischen Veränderungen, die sich in den genannten Verhaltensauffälligkeiten äußern können, schreitet der Abbau der geistigen Fähigkeiten weiter fort.

Den Betroffenen gelingt es nicht mehr, neue Inhalte zu lernen. Sie können ihre Gedanken nur noch schwer ordnen und äußern. Der Fluss ihrer Ideen nimmt ab, ebenso wie die Fähigkeit zum abstrakten Denken. Die Kranken leiden unter ausgeprägten Aufmerksamkeits- und Konzentrationsstörungen. Die Fähigkeit zu rechnen geht verloren (Akalkulie), wogegen die Lesefähigkeit noch relativ lange erhalten bleibt, allerdings wird der Sinn der gelesenen Worte nicht mehr erfasst. Die Fähigkeit, den Inhalt von Bildern zu begreifen, schwindet von den Sinneswahrnehmungen als Erste.

Schweres fortgeschrittenes und letztes Stadium

Im schweren Stadium der Erkrankung nehmen die beschriebenen Verhaltensstörungen noch zu. Manche Kranken verletzen sich selbst oder zerstören Gegenstände. Auch sexuelle Annäherungsversuche können auftreten.

Die Kontrolle über den Körper nimmt ab. Manche an Demenz erkrankte Menschen lassen sich auf den Boden gleiten, scheinen es vergessen zu haben, wie man geht und steht. Andere verweigern Essen und Trinken.

Manche Kranken verhalten sich ganz passiv und wehren sich nicht, wenn etwas mit ihnen gemacht wird.

Die eigenständige Fortbewegung ist ebenso wie die gesamte Bewegungsfähigkeit stark beeinträchtigt. Häufig ist die Muskelspannung (Muskeltonus) im ganzen Körper erhöht, und es können keine gezielten und dosierten Bewegungen mehr vollzogen werden. Dies äußert sich auch in der Mimik, die verzerrt und starr wirken kann. Die Kranken benötigen bei allen Aktivitäten des täglichen Lebens Hilfe und Pflege, eine ständige Betreuung ist notwendig.

Die Krankheit schreitet allmählich so weit fort, dass den Betroffenen jegliche Bewegungsfähigkeit verloren geht. Dadurch kann es zu Versteifungen in den Gelenken (Kontrakturen) kommen. Hiervon sind meist die Extremitäten (Arme und Beine) betroffen.

Manche Kranken entwickeln Schluckstörungen, sodass die Nahrungs- und Flüssigkeitsaufnahme extrem erschwert ist. In diesen Fällen muss eine Entscheidung gefällt werden, ob eine Magensonde gelegt werden soll.

Die Kranken nehmen in diesem Stadium kaum noch Kontakt auf, wirken abwesend und reagieren auf Ansprache nur noch sehr wenig. Man spricht auch vom „versunkenen Ich" (Kuratorium Deutsche Altershilfe, 2001).

Was kann man bei einer Alzheimer-Erkrankung tun?

Hilfestellung für den kranken Menschen selbst

Als Erstes muss man sich natürlich um den eigentlich Betroffenen, den kranken Menschen, kümmern. Er merkt, dass mit seinem Gedächtnis etwas nicht in Ordnung ist, er verliert die Orientierung und damit den Halt in seinem Umfeld. Er braucht sehr viel Kraft, um seine Ausfälle zu verbergen. Man muss ihn überreden, ärztliche Hilfe in Anspruch zu nehmen und eine Gedächtnissprechstunde oder eine Memoryklinik aufzusuchen.

Gedächtnissprechstunden und Memorykliniken gibt es in vielen Städten. Hier werden Menschen mit einer Demenz diagnostiziert, beraten und behandelt. Der Erkrankte muss sich selbst mit dem vor ihm liegenden Krankheitsverlauf auseinandersetzen. Hierbei können ihn die speziellen Behandlungseinrichtungen unterstützen. So gibt es in der Neurologischen Klinik Bad Aibling das Alzheimer-Therapiezentrum, das für die frühe Phase der Behandlung ein besonderes Konzept anbietet. Die u.a. von der Neuropsychologin Dr. Romero entwickelte **„Selbsterhaltungstherapie (SET)"** setzt biografische Arbeit, Gespräche und Kunsttherapie ein, um die Erkrankten in einem frühen Stadium in ihrer Persönlichkeit zu stärken und auf den kommenden Krankheitsverlauf vorzubereiten (Romero, 1999; Baier & Romero, 2001).

Die Vorbereitung auf den schleichenden Abbau und die Auseinandersetzung mit der Erkrankung sind nach der Diagnose für die Betroffenen von besonderer Bedeutung. Sie benötigen hierbei Begleitung von fachlicher Seite, aber vor allem auch von den Angehörigen.

Medikamentöse Behandlung

Auch wenn die Alzheimer-Demenz nicht heilbar ist, gibt es Medikamente, die zu ihrer Behandlung eingesetzt werden können. Die Verordnung sollte in jedem Fall durch einen erfahrenen Arzt geschehen, der über ihre Wirkungen und Nebenwirkungen aufklärt und diese regelmäßig kontrolliert.

Verordnet werden
- Medikamente zur Verbesserung der Hirnleistung
  Diese können die Erkrankung zwar nicht aufhalten, jedoch den Krankheitsverlauf verzögern.
- Medikamente zur Behandlung „problematischer Verhaltensweisen"
  Hierbei handelt es sich um Psychopharmaka, die zur Beruhigung, zur Behand-

lung von Schlafstörungen oder zur Stimmungsaufhellung eingesetzt werden können, wenn problematische Verhaltensänderungen des Erkrankten durch keine anderen Maßnahmen ausgeglichen werden können.

Es gibt eine Reihe weiterer Medikamente, z.T. auf naturheilkundlicher Basis, deren Wirksamkeit sich bisher nicht ausreichend nachweisen ließ.
Weitere Informationen über die medikamentöse Therapie erhält man auch über die Patientenleitlinien Demenz (s. S. 64) und natürlich im Gespräch mit dem behandelnden Arzt.

Welche Auswirkungen hat die Erkrankung auf das Leben der Angehörigen?

Die Angehörigen stehen durch die Erkrankung unter einer besonderen Belastung: Der kranke Mensch sieht plötzlich die Menschen, die um ihn herum sind, als Bedrohung an. Er kann sie nicht mehr einordnen und erkennen. Sie scheinen dauernd etwas von ihm zu wollen, was er nicht mehr erfüllen kann. Viele reagieren aggressiv und gereizt auf Aufforderungen und werden unter Umständen sogar handgreiflich. Der erkrankte Mensch verdreht den Tages- und Nachtrhythmus und wandert nachts durch die Wohnung. Er verhält sich eigenartig: Er lässt den Herd an, geht nur wenig bekleidet auf die Straße und findet nicht mehr nach Hause zurück usw.

Einen demenzkranken Menschen zu pflegen, erfordert unendlich viel Kraft und Geduld.

Zusätzlich entgleitet dem pflegenden Angehörigen der Partner, die Mutter oder der Vater. Die Erkrankten sind nicht mehr die, die man immer gekannt hat. Es beginnt ein zermürbender Kampf um Alltagshandlungen, wie sich waschen, anziehen und auch essen. Man kann den Kranken kaum alleine lassen, da er womöglich sich selbst und die Umwelt gefährdet. Die an Demenz erkrankten Menschen haben ab einem gewissen Stadium keine „Krankheitseinsicht" mehr, d.h., sie können ihre Fähigkeiten nicht mehr einschätzen, aber viele Betroffene sind davon überzeugt, ihren Alltag noch selbst gestalten zu können. Dies kann bei der Einstufung der Pflegestufe durch den Medizinischen Dienst der Krankenkassen (MDK) zu Problemen führen. Denn wenn man einen demenziell Erkrankten fragt, ob er noch selbstständig seinen Haushalt führen kann, wird er häufig mit „Ja" antworten, obwohl keine Alltagskompetenz mehr vorhanden ist.

Viele Angehörige geraten durch die Pflege eines an Demenz erkrankten Menschen in die Isolation. Freunde, Nachbarn sind häufig verunsichert, da sie nicht wissen, wie sie sich verhalten sollen. Die Pflegenden sind überlastet, können nicht mehr an gesellschaftlichen Aktivitäten teilnehmen und müssen auf ein eigenes Leben verzichten, wenn sie keine Hilfe durch andere erhalten.

Angehörige müssen lernen, tolerant und außerordentlich geduldig zu sein. Sie müssen es ertragen, sich langsam, fast schleichend von dem ihnen nahe stehenden Menschen zu verabschieden. Dies führt häufig zu Beziehungskrisen zwischen den Betroffenen und ihren Angehörigen.

Angehörige benötigen genaue Informationen über die Erkrankung, um mit der Situation besser zurechtzukommen. Denn man kann mit einem Alzheimer-Erkrankten ein Gespräch nicht mehr so führen, wie man es gewohnt war. Seine Fähigkeit zum abstrakten Denken geht verloren, und so kann man auch nicht mehr mit ihm diskutieren. Es gibt Möglichkeiten, um das Gespräch mit Alzheimer-Erkrankten zu gestalten. Diese werden auf S. 41ff dargestellt.

Der Umgang mit dem Erkrankten gelingt besser, wenn der Angehörige Verständnis und Akzeptanz für den Krankheitsverlauf entwickeln kann. So ist es für die nahestehenden Menschen wichtig, zu verstehen, dass ihr kranker Angehöriger nicht böse geworden ist oder etwa mit Absicht wenig situationsgerecht und folgerichtig handelt, sondern dass er zunehmend die Fähigkeit verliert, Dinge und Situationen richtig einzuordnen und Handlungen auszuführen.

Es kann eine Hilfe sein, sich bewusst zu machen, dass selbst „einfache" Handlungen nur dann ausgeführt werden können, wenn eine Vielzahl von geistigen Leistungen erbracht wird. Wenn man dies als Angehöriger verstanden und akzeptiert hat, ist es möglich, einen Zugang zu dem Kranken zu finden.

> Angehörige benötigen Informationen, Rat und Austausch, um selbst mit der Situation besser zurechtzukommen.

Unterstützung der Angehörigen

Hilfestellung für das Verarbeiten und für den täglichen Umgang mit den Kranken finden pflegende Angehörige vor allem in den örtlichen Selbsthilfegruppen der Deutschen Alzheimer Gesellschaft (Kontaktadresse s. S. 64).

In den Selbsthilfegruppen kann man sich über seine Probleme mit anderen betroffenen Angehörigen austauschen. Man erhält Informationen über die Erkrankung und viele praktische Ratschläge für den Alltag. Das Gespräch mit Menschen, die ähnliche Sorgen haben und Vergleichbares erleben, bietet Angehörigen, die Erkrankte zu Hause pflegen, eine wichtige Möglichkeit, sich zu entlasten und wieder Kraft zu schöpfen.

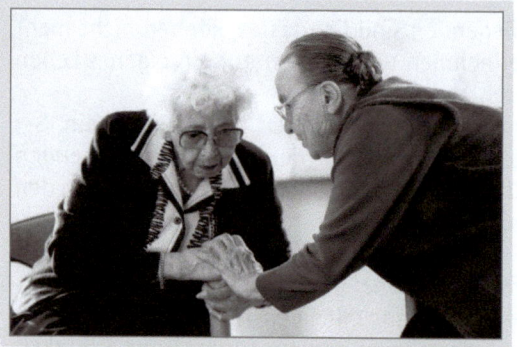

Aber auch Angehörige, deren erkranktes Familienmitglied in einer Pflegeeinrichtung lebt, brauchen Unterstützung und Hilfe. Sie leiden häufig unter Schuldgefühlen, weil sie ihren Angehörigen nicht zu Hause pflegen. Es hilft, hierüber mit anderen zu sprechen, um sich nicht von der Last der inneren Vorwürfe erdrücken zu lassen. Viele Pflegeheime bieten von daher Angehörigengesprächskreise an. Allen Angehörigen ist anzuraten, diese Angebote anzunehmen, da man in diesen Gesprächen lernt, mit der Krankheit des einem nahestehenden Menschen umzugehen und die begleitenden Gefühle zu verarbeiten.

Spezielle gerontopsychiatrische Einrichtungen für an Demenz erkrankte Menschen haben häufig besondere Regeln, die man als Angehöriger kennen und verstehen sollte. So können die Bewohner meist alle Zimmer aufsuchen. In den Zimmern ist nicht immer alles ordentlich aufgeräumt, denn die kranken Menschen brauchen Sachen, die sie herumtragen, mit denen sie hantieren, die sie „verkramen" können.
Es kommt vor, dass Gegenstände oder Kleidungsstücke verschwinden, denn sie werden von den Erkrankten ergriffen, herumgetragen und dann wieder verlegt.
Für demenziell erkrankte Menschen ist es nicht immer günstig, ein Einzelzimmer zu bewohnen, denn sie fühlen sich oft isoliert und einsam. Im Laufe der Erkrankung lässt ihr Antrieb nach, etwas zu tun, und dann ist es wichtig, ohne besondere Anstrengung mit Menschen zusammen zu sein.
Auch Aufenthaltsräume und Flure zum „Wandern" unterstützen die Begegnung und helfen Bewegungsunruhe auszuleben. Bei ihrer „Wanderung" treffen sie andere Menschen und erfahren so, dass um sie herum Leben herrscht.
Manchmal ist es schwierig, dieses den Angehörigen verständlich zu machen, die sich über die „Zustände" in der Pflegeeinrichtung wundern. Die Angehörigen gehen häufig von ihren eigenen „gesunden" Bedürfnissen aus und schätzen die Bedürfnisse der Kranken dann nicht richtig ein.

Angehörige benötigen Zeiten der Entlastung und Erholung, um die Aufgabe, einen demenzkranken Menschen zu betreuen, durchzustehen!

Grundsätzlich ist es für Angehörige sehr wichtig, für sich selbst zu sorgen. Findet die Betreuung und Pflege des Erkrankten zu Hause statt, zerrt dies in aller Regel an den Kräften und der Gesundheit der pflegenden Angehörigen.

Es gibt verschiedene Möglichkeiten, um sich zumindest zeitweise zu entlasten. Verschiedene Unterstützungsangebote, die heutzutage in vielen Gemeinden zu finden sind, werden im Folgenden kurz dargestellt.

Ambulante Pflegedienste

Mithilfe der ambulanten Pflege wird es häufig erst möglich, dass die Erkrankten weiterhin zu Hause leben können.
Man unterscheidet:

- Häusliche Krankenpflege (Behandlungspflege)
  Sie wird von examinierten Pflegefachkräften durchgeführt. Grundlage hierfür ist eine ärztliche Verordnung. Dementsprechend werden die Kosten von der Krankenkasse übernommen (ggf. ist eine Zuzahlung erforderlich). Die häusliche Krankenpflege umfasst Tätigkeiten wie das Verabreichen von Medikamenten und Injektionen oder die Versorgung von Wunden.
- Hauspflege
  Sie dagegen umfasst Hilfen im Haushalt sowie die Grundpflege (Körperpflege, Hilfe beim Essen). Kostenträger hierfür ist in erster Linie die Pflegeversicherung.

Betreuungsgruppen

Ein niedrigschwelliges ambulantes Angebot zur Entlastung pflegender Angehöriger sind die Betreuungsgruppen der Alzheimer Gesellschaften in den verschiedenen Regionen sowie unterschiedlicher Wohlfahrtsverbände.
Die Betroffenen werden an 1 bis 2 Tagen in der Woche mehrere Stunden am Tag in Gruppen beschäftigt und betreut.
Es werden Aktivierungsangebote durchgeführt, die auf die Bedürfnisse der Kranken ausgerichtet sind. Die Betreuung wird durch ehrenamtliche Mitarbeiter(innen) geleistet und durch eine Fachkraft begleitet.

Tagespflegeeinrichtungen

In vielen Gemeinden gibt es mittlerweile gerontopsychiatrische Tagespflegeeinrichtungen für demenziell erkrankte Menschen, die ein Tagesprogramm anbieten. Diese Angebote zählen zu den teilstationären Pflege- und Betreuungsangeboten.
Die an Demenz erkrankten Menschen verbringen den Tag in einem pflegerisch und therapeutisch wohlüberlegten Rahmen. Der Tagesablauf ist so gestaltet, dass er die Kranken aktiviert, in Kontakt bringt und entlastet. So liegt die Betreuungsver-

antwortung nicht 24 Stunden täglich bei den Angehörigen und die gemeinsamen Stunden im häuslichen Umfeld können dann meistens entspannter miteinander verbracht werden.

Häufig verfügen die Einrichtungen über einen Fahrdienst, sodass der Hin- und Rücktransport der Besucher ohne Probleme durchgeführt werden kann. Die Anzahl der Tage, an denen der Pflegebedürftige die Tagespflege besucht, wird von ihm und seiner Familie festgelegt. Eine Anwesenheit an mindestens zwei Tagen wöchentlich ist zu empfehlen, da die Besucher sich sonst nur schlecht eingewöhnen. Vor der Aufnahme in eine Tagespflegeeinrichtung wird in der Regel ein „Schnuppertag" durchgeführt.

Die Kosten für den Aufenthalt in Tagespflegeeinrichtungen können durch Leistungen der Pflegeversicherung, des Sozialamtes oder durch Eigenbeteiligung getragen werden.

Kurzzeit-, Urlaubs- bzw. Verhinderungspflege

Nach dem Modell der **Kurzzeitpflege**, einer Leistung der Pflegeversicherung, kann der erkrankte Angehörige max. 28 Tage im Jahr in einer i.d.R. stationären Pflegeeinrichtung versorgt werden. Die Unterbringung in Pflegeeinrichtungen oder auch die ambulante Pflege zu Hause ermöglicht den betreuenden Angehörigen, selbst einen Urlaub zu verleben und den Erkrankten in der Abwesenheit gut versorgt zu wissen.

Die **Urlaubs- bzw. Verhinderungspflege** ist ebenfalls eine Leistung der Pflegeversicherung, die eine Versorgung des erkrankten Menschen 28 Tage pro Jahr sicherstellt. So kann ein Pflegedienst oder eine nahestehende Person die Versorgung übernehmen, wenn die Hauptpflegeperson (z.B. durch Krankheit oder Erholungsurlaub) verhindert ist.

Beide Leistungen können einmal im Jahr unabhängig voneinander beansprucht werden.

Betreuter Urlaub mit Erkrankten

Seit einigen Jahren gibt es zunehmend Urlaubsangebote, die speziell auf die Bedürfnisse von Demenzkranken und deren Angehörige zugeschnitten sind. Überwiegend werden diese Angebote von den regionalen und örtlichen Alzheimer Gesellschaften organisiert, es gibt aber auch andere Anbieter. Weitere Informationen bekommt man hierzu über die Deutsche Alzheimer Gesellschaft (s. S. 64).

Pflegende Angehörige sollten nie vergessen, dass sie für die Aufgabe, die sie übernommen haben, viel Kraft brauchen. Diese Kraft können sie nur aufbringen, wenn sie auf sich achten und auch etwas für sich tun. Sie benötigen eigene Aktivitäten, die ihnen Freude bereiten und Entspannung ermöglichen und die sie ohne ein schlechtes Gewissen wahrnehmen.

Hilfen zur Lebensgestaltung

Sicherheit und Schutz im Umfeld

Der Mensch, der an einer Demenz erkrankt ist, zieht sich immer mehr in seine Welt zurück. Es wird für ihn unmöglich, auf die äußeren Gegebenheiten angemessen zu reagieren. Damit kann er sich und andere gefährden. Es wird notwendig, die Umwelt des Erkrankten an seine Bedürfnisse und Voraussetzungen anzupassen. Die Wohnung, in der der Betroffene lebt, muss zunächst auf mögliche Gefahrenquellen hin untersucht werden.

> Die Sicherheit steht bei der Umweltgestaltung an erster Stelle!

- Es müssen Teppiche entfernt werden, über die der Kranke stolpern kann.
- Der Herd muss gesichert werden, indem man z.B. die Sicherungen herausnimmt, damit der Betroffene ihn nicht bedienen kann, wenn keiner dabei ist. Ein nicht wieder abgeschalteter Herd stellt sonst eine große Brandgefahr dar.
- Die Haustüre sollte so ausgestattet werden, dass der Kranke sich nicht einschließen kann. Türketten müssen von außen über einen Schlüssel zu öffnen sein.
- Giftige und ätzende Flüssigkeiten sowie Putzmittel, Medikamente und dergleichen müssen sicher und unzugänglich aufbewahrt werden.
- Eventuell kann „Schutzkleidung" getragen werden, um Verletzungen bei Stürzen vorzubeugen (s. S. 46).

■ Auto- und Fahrradfahren

Häufig ist es ein großes Problem zu Beginn der Krankheit zu klären, ob der Betroffene noch Auto- oder Fahrradfahren kann. Die an einer Demenz erkrankten Menschen werden immer unsicherer im Einschätzen der Verkehrssituation. So wird die Farbe Rot an der Ampel nicht mehr als absolute Halteaufforderung eingeschätzt. Schranken an Bahngleisen werden nicht mehr als offen oder geschlossen wahrgenommen.

Wird beim Autofahren geraucht, kann dies eine besondere Gefahr darstellen, denn das Abstreifen der Asche oder Löschen der Zigarette lenkt stark ab. Es gibt eine

Vielzahl von sehr anspruchsvollen Situationen beim Auto- und Fahrradfahren, die den demenziell erkrankten Menschen an seine Grenze bringen.

Für den Angehörigen ist es oft nicht leicht, auf den demenzkranken Menschen einzuwirken, da der Betroffene das Ausmaß seiner Krankheit nicht sieht und die Gefahren nicht mehr einschätzen kann. Oft weigert er sich, den Autoschlüssel abzugeben oder das Fahrrad stehen zu lassen. Manchmal ist dann nur ein „taktisches" Verhalten für die Angehörigen möglich.

Beispiele:
- *Man kann den Auto- oder Fahrradschlüssel wegschließen und erklären, dass er nicht mehr zu finden sei.*
- *Man kann auch darum bitten, als Angehöriger selbst zu fahren und es damit begründen, dass man so gerne Auto fahre.*
- *Man kann den demenziell erkrankten Menschen dazu ermutigen, das Fahrrad an einen Enkel oder einen anderen Menschen zu verschenken, der es dringend braucht.*
- *Man kann vor einem Ausflug darum bitten, von Bekannten mit dem Auto abgeholt zu werden.*
- *Man bestellt ein Taxi und stellt den Kranken damit vor vollendete Tatsachen.*

Wenn man der Situation nicht anders gerecht werden kann, sollte man das örtliche Straßenverkehrsamt informieren. Der Demenzkranke wird dann zu einem psychologischen Test eingeladen, der über die Fahrerlaubnis entscheidet. Allerdings müssen die anfallenden Kosten (ca. 100,00 Euro) vom Autofahrer selbst getragen werden.

■ **Umgang mit Geld**
Oft treten Probleme im Umgang mit Geld auf. Die Kranken verlegen ihre Sparbücher, vergessen Rechnungen zu bezahlen oder geben ihr Geld „irgendwie" aus, sodass die regelmäßigen Ausgaben nicht mehr getätigt werden können.
Diese Situation ist sehr schwierig zu beeinflussen, denn der Demenzerkrankte lässt sich meist hierzu nichts sagen. Häufig wird die Umwelt bzw. die Verwandtschaft beschuldigt zu stehlen. Manche Demenzkranken fürchten zu verarmen.
Wenn immer möglich, sollte man frühzeitig die demenzkranke Person dazu anregen, die Sorge um das Vermögen durch eine Vollmacht auf eine Person des Vertrauens zu übertragen.
Ist diese Situation jedoch nicht anders in den Griff zu bekommen, kann unter Beifügung eines ärztlichen Gutachtens über Grund, Umfang oder voraussichtliche Dauer der Betreuung beim Vormundschaftsgericht ein Antrag auf die „Vertretung in persönlichen Angelegenheiten" gestellt werden. Das Gericht überzeugt sich durch

eine persönliche Anhörung davon, ob und in welchem Umfang die Maßnahme notwendig ist. Der Betroffene kann durch eine Patientenverfügung festlegen, wer ggf. eine Betreuung übernehmen soll. Es sollte sich dabei um eine Person seines Vertrauens handeln. Wenn niemand aus dem Umfeld des Betroffenen die Betreuung übernehmen kann, weist das Gericht einen berufsmäßigen Betreuer zu. Eine Betreuung ist kostenpflichtig. Dem Gericht muss regelmäßig eine Aufstellung über die Vermögensverhältnisse des Betroffenen vorgelegt werden.

Orientierungshilfen

Zu **Beginn** der Demenz-Erkrankung kann man durch Hilfsmittel die Orientierung des Betroffenen stärken.

- Schränke und Schubladen können z.B. mit Zetteln versehen werden, die auf den Inhalt hinweisen.
- Eine Art Stundenplan kann den kranken Menschen dabei unterstützen, sich in seinem Tagesablauf und über die Tageszeit zu orientieren.
  Orientierung verschaffen auch ein gleich bleibender Tagesablauf und Rituale im Alltag, während wechselnde Angebote und ständig neue Eindrücke eine Reizüberflutung erzeugen können, die desorientierend wirkt.
- Die räumliche Orientierung kann durch Symbole unterstützt werden. So weist z.B. ein Herz an der Tür darauf hin, dass hier die Toilette ist. Andere persönliche Symbole erinnern daran, wo das eigene Zimmer liegt (z.B. ein Kranz, ein Bild) oder wo das Esszimmer oder die Küche liegt.

Milieutherapie

Ein besonderer Ansatz im Umgang mit Demenzerkrankten ist die Milieutherapie. Der Grundgedanke der Milieutherapie kommt ursprünglich aus der Systemischen Therapie: Jeder Mensch ist immer Teil seines Umfeldes und steht in dauerndem Austausch mit diesem, d.h., die Umwelt und der Mensch beeinflussen sich andauernd gegenseitig.

Angewandt auf die Situation eines demenzkranken Menschen bedeutet das, dass auftretende Schwierigkeiten nicht für sich allein betrachtet werden, sondern gefragt wird, wie die Schwierigkeiten mit dem Umfeld bzw. dem Milieu zusammenhängen (Held, 2004).

> Da der Demenzerkrankte sich nicht mehr an sein Umfeld anpassen kann, muss man die Umwelt an die Bedürfnisse des Erkrankten anpassen!

Ziele der Milieutherapie bei Demenz-Erkrankung sind: auffälliges Verhalten zu mindern, depressive Verstimmungen auszugleichen und die geistigen Fähigkeiten, die Kognition zu verbessern.

So bemüht man sich in der Milieutherapie, über vertraute Gegenstände das Lang-zeitgedächtnis anzusprechen und noch vorhandene Fähigkeiten zu unterstützen. Die Betroffenen werden in bekannte, vertraute Tätigkeiten einbezogen, z.B. im Haushalt und Garten. Es soll ein anheimelndes Umfeld geschaffen werden, das dem Kranken zu mehr Wohlbefinden verhilft.

Im Folgenden werden nach dem Ansatz der Milieutherapie Vorschläge zu einer guten Umweltgestaltung entworfen.

■ **Gestaltung der Räumlichkeiten**

Schön ist es, wenn die Räume zu ebener Erde liegen und ein Garten genutzt werden kann. Dies gilt für den häuslichen Rahmen, aber auch für Pflegeeinrichtungen. Der einfache Zugang ins Freie stellt jedoch mit zunehmender Erkrankung auch ein Problem dar, denn viele der Kranken streben aus dem Wohnbereich, egal ob es sich um die eigene Wohnung oder ein Heim handelt. Sie wollen in der Regel nicht weglaufen, sondern haben nur den Wunsch irgendwo hin zu laufen. Dies kann gefährlich werden, da sie dem Verkehr nicht mehr gewachsen sind und häufig nicht mehr den Weg zurück nach Hause finden.

Durch die Gestaltung der Wohnung oder der Pflegeeinrichtung kann die Gefahr gemindert werden, dass der Kranke sich unbeobachtet entfernen kann. So kann man die Haustüre durch einen Vorhang verbergen. Ein kleines Klangspiel an der Tür macht darauf aufmerksam, dass jemand die Wohnung oder den Wohnungs-bereich der Pflegeeinrichtung verlässt.

Der kranke Mensch sollte in jedem Fall immer etwas bei sich haben, worauf sein Name und die Adresse stehen, falls er sich wirklich auf der Straße verirrt.

Eine demenzkranke Person sollte immer einen Zettel in der Tasche bzw. ein Armband oder eine Kette mit Namen, Anschrift und Telefonnummer bei sich haben.

Auf der Suche nach einer geeigneten Pflegeeinrichtung sollte man auf verschie-dene Rahmenbedingungen achten.

■ So sollte es in einer Pflegeeinrichtung für demenzkranke Menschen immer einen Gruppen- oder Tagesraum geben. Hier werden beispielsweise die Mahlzeiten eingenommen und auch Gruppenaktivitäten durchgeführt. Für Musik- und Bewegungsangebote sollte ebenfalls ein Raum zur Verfügung stehen.

■ In der Nähe des Gruppenraums muss es Rückzugsmöglichkeiten für den einzelnen Menschen oder kleine Gruppen geben. Dies können in der Nähe liegende Zimmer der Teilnehmer sein oder geeignete Flurnischen bzw. kleinere Gruppenräume. Sie müssen leicht erreichbar sein.

- Außerdem muss es möglich sein, dass die demenzkranken Menschen ihrem Drang zum „Wandern" nachkommen können. Am besten wäre es, wenn diese Möglichkeit sowohl drinnen als auch draußen vorhanden wäre.
- Die sanitären Anlagen müssen gut ausgeleuchtet und so groß sein, dass ein Kranker Hilfestellung von zwei Pflegekräften erhalten kann.

Die Gestaltung der Räume sollte sich nach folgenden Empfehlungen richten:

Die **Zimmerausstattung** sollte so weit wie möglich mit wohnlich, vertraut erscheinendem Mobiliar ausgestattet sein. Es sollte berührbare Pflanzen geben, die aber auf keinen Fall giftig sein dürfen, da demenziell erkrankte Menschen in fortgeschrittenem Stadium dazu neigen, Dinge in den Mund zu stecken, vor allem Pflanzen. So ist z.B. der rote Weihnachtsstern sehr giftig und hat nichts im Zimmer eines an Demenz erkrankten Menschen zu suchen.

Der **Fußboden** darf höchstens dezent gemustert sein, es darf nicht der optische Eindruck von Hindernissen entstehen.
Zur Erklärung: Striche auf dem Fußboden können nämlich beim demenziell Erkrankten dazu führen, dass er diese als beinahe unüberwindbare Hindernisse wahrnimmt. Der Strich wird wie eine Erhebung gesehen und manche Kranken versuchen mit großen Schritten über ihn hinweg zu steigen, andere bleiben stehen und verharren, da eine unüberwindliche Barriere auf dem Weg zu liegen scheint. In Fachkreisen nennt man dieses Phänomen im übertragenen Sinn „Schwellenangst."
Die **Räume** müssen besonders gut ausgeleuchtet werden, da so bestimmte hormonelle Prozesse unterstützt werden.
Zur Erklärung: Das neurosekretorische Hormon Melatonin, das für den Schlaf zuständig ist, bildet sich bei Dunkelheit. Durch helles Licht geht es zurück und dafür tritt der Transmitterstoff Serotonin in den Vordergrund. Serotonin ist ein Stoff, der dem Menschen zu Wohlbefinden verhilft, denn er hat Einfluss auf die Stimmung und den Schlaf-Wachrhythmus.
In Einrichtungen für demenzkranke Menschen muss die Beleuchtung so angebracht werden, dass möglichst wenig Schattenbildung erfolgt. So kann man Wahnvorstellungen bzw. Halluzinationen vorbeugen, die durch diffuse Schatten und dunkle Ecken gefördert werden können.

Wenn es möglich ist, sollte man auch im privaten Wohnumfeld eines an Demenz erkrankten Menschen versuchen, auf diese Raumbedingungen zu achten. Vieles lässt sich zu Hause zwar nicht verändern, aber man kann Rückzugsmöglichkeiten für den Kranken einrichten, die Farbgebung im Raum sehr hell halten, die Lichtverhältnisse so ändern, dass die Räume gut ausgeleuchtet sind und giftige Pflanzen vom demenziell Erkrankten fernhalten.

Auch im Garten sollte man darauf achten, dass giftige Pflanzen entfernt werden: Goldregen, Blauer Eisenhut, Rosa Pfaffenhütchen, Oleander, Eibe und roter Rizinus zählen zu den gefährlichen Pflanzen, die nicht im Umfeld von Demenzkranken wachsen sollten.

Um keine optischen Hindernisse zu schaffen, kann man im häuslichen Bereich „Fußbodenschwellen" überkleben und damit weniger sichtbar und irritierend machen.

■ **Unterstützendes Milieu**
Eine Umweltgestaltung im Sinne der Milieutherapie berücksichtigt noch weitere Lebensbereiche des Betroffenen.

Ein Mensch mit einer Demenz-Erkrankung hat einen anderen Begriff von Ordnung als ein gesunder Mensch. Er versucht sich zu ordnen, indem er viele **Gegenstände** anfasst, einpackt, berührt, „verkramt", an sich nimmt.

> Demenzkranke Menschen brauchen in ihrer Umwelt viele Möglichkeiten, etwas zu berühren bzw. zu „be – greifen"!

So müssen viele Dinge herumliegen, die der Kranke zufällig auf seinen täglichen „Wanderungen" finden kann. Dazu können die verschiedensten Gegenstände gehören: Stoffe aus unterschiedlichen Materialien, z.B. Waschlappen, Handtücher, die zusammengelegt werden können, oder Seidentücher. Kleidungsstücke, wie Mäntel, Jacken, Schuhe und vor allem Hüte, aber auch Stofftiere, die zum Kuscheln einladen. Kissen, Bücher, um darin zu blättern oder auch Seiten herauszureißen, Zeitungen, um sie „zu lesen". Zeitungen werden zwar häufig verkehrt herum gehalten, aber man liest! Weitere Gegenstände, die dem Kranken auf dem Weg „begegnen" können, sind z.B. Lockenwickler, Flaschenbürsten, Schwämme, unterschiedliche Bademattten, Bälle, Luftballons. Die Aufzählung könnte noch beliebig weitergeführt werden.

Eine besondere Rolle spielen Puppen als Angebote zur Beschäftigung. Unter Fachleuten war es eine Zeit lang sehr umstritten, Demenzkranken Puppen als Beschäftigungselemente anzubieten. Es ist jedoch sehr beeindruckend, wenn man miterlebt, wie eine demenzerkrankte Frau sich mit einer Puppe beschäftigt, sie wiegt und streichelt, mit ihr spricht und bei dieser Tätigkeit restlos glücklich erscheint. Warum sollte man dieser Frau diesen „Genuss" vorenthalten, nur weil er nach gängiger „gesellschaftlicher" Anschauung als kindlich und nicht erwachsenengerecht angesehen wird?

Demenzkranke Menschen leben in einer eigenen Welt, die häufig nicht „konventionellen" Normen entspricht!

Musik kann bei der Alltagsgestaltung eines an Demenz erkrankten Menschen sehr hilfreich sein, wenn sie gezielt und bedacht ausgewählt wird. Die Auswahl der Musikstücke sollte sich daran orientieren, welcher Musikstil in gesunden Tagen bevorzugt wurde. Ein weiteres Auswahlkriterium ist die Beobachtung, auf welche Musikrichtung der Kranke wie anspricht: Was beruhigt ihn, was stimuliert ihn und stärkt seine Aktivität, was regt ihn auf?

Musik kann sich auf einen an Demenz erkrankten Menschen sehr beruhigend auswirken, aber es sollte keine ständige Berieselung mit Musik aus dem Radio geben, damit er nicht überreizt wird!

Auch das Fernsehen wird mit fortschreitender Erkrankung immer schwieriger für den Kranken. Es fällt ihm zunehmend schwerer, seinen Blick auf das Bild zu fokussieren und die Bildeindrücke zu verarbeiten.

Fernsehen kann einen demenzkranken Menschen unruhig und manchmal sogar aggressiv machen!

Je ausgeprägter die Demenz-Erkrankung ist, umso sorgfältiger sollte eine Auswahl bei den Sendungen getroffen werden: Tierfilme und Filmklassiker, die dem Kranken schon bekannt sind, können geeignet sein. Es muss jedoch bedacht werden, dass mit zunehmender Erkrankung der Inhalt des Films nicht mehr wahrgenommen werden kann.

Tiere sprechen den demenzkranken Menschen noch sehr lange an!

Haustiere sind beliebt. Im Interesse des Tieres muss jedoch darauf geachtet werden, dass der demenzkranke Mensch das Tier nicht zu sehr bedrängt oder mit ungeeigneten Lebensmitteln füttert.
Unter den Haustieren sind Katzen am ehesten für das Zusammenleben mit einem demenzkranken Menschen geeignet, denn sie haben meist einen ausgeprägten eigenen Willen und bestimmen selbst, wie lange sie gestreichelt werden wollen. Dagegen haben manche demenzkranken Menschen vor Hunden Angst, da Hunde manchmal sehr ungestüm sind. Die Kranken können das Verhalten zur Begrüßung oder ein Bellen nicht immer einordnen und reagieren dann verunsichert.

Bedeutung der Lebensgeschichte

Das Wissen um die Lebensgeschichte des Betroffenen spielt im Umgang mit demenziell Erkrankten eine besondere Rolle. Die meisten Geschehnisse aus einem Leben sind im Langzeitgedächtnis gespeichert. So ist es zunächst noch relativ lange möglich, dass ein Kranker Erlebnisse aus seinem Leben berichten und sie auch noch einordnen kann. Im Laufe der Erkrankung wird dies allerdings immer schwieriger. Irgendwann kann er selbst nicht mehr über sein Leben berichten, umso schöner ist es, wenn es dann Angehörige gibt, die seine Biografie kennen.

Kenntnisse über die Lebensgeschichte des demenzerkrankten Menschen helfen den Betreuenden auf ihn einzugehen und sein Verhalten besser zu verstehen!

Gerade für die Betreuung im Heim ist es wichtig, etwas über das Leben des an Demenz Erkrankten in Erfahrung bringen zu können. Wie hat er gelebt, was hat er erlebt? Gute oder schlechte Erlebnisse seines Lebens begleiten ihn auch durch seine Erkrankung und können manche Reaktionen und Verhaltensweisen erklären. Der Betroffene kann sich jedoch nicht mehr mit seinen Erfahrungen auseinandersetzen.

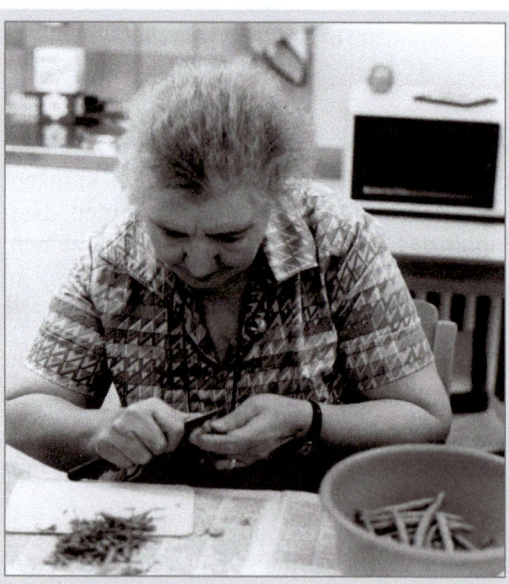

Manches aus der Lebensgeschichte kann noch längere Zeit Ansatzpunkt für die Alltagsgestaltung sein, z.B. die Beteiligung an Hausarbeiten, am Kochen, am Backen, an handwerklichem Tun. Auch manche Vorlieben und Abneigungen finden ihre Erklärung in Erlebnissen der Vergangenheit, z.B. geschmackliche Vorlieben und Abneigungen.

Ein besonderer Betreuungsansatz ist die „Erlebnisarbeit" oder „Reminiszenztherapie" nach Ch. Held. Die Erkrankten werden darin unterstützt, noch etwas über ihr Leben mitzuteilen. Das, was man erfährt, wird genutzt, um die Begegnung mit dem demenzkranken Menschen zu gestalten. Zum Teil helfen die hier gewonnenen Erkenntnisse aber auch dabei, manches sonderbare Verhalten zu verstehen.

Beispiele:
Ein demenzkranker Mann erzählt, dass er gerne auf die Jagd gegangen ist. Dies wird zum Anlass genommen, gemeinsam Jagdmusik zu hören, Bilder von Wildtieren zu betrachten oder einen Tierfilm anzuschauen.

Eine demenzkranke Frau zeigt ständig ihre ausgestreckten Hände. Sie führte in der Vergangenheit ein Juweliergeschäft und war es gewohnt, mehrere Ringe zu tragen. Auch hier kann man anknüpfen, z.B. den alten Familienschmuck anprobieren und begutachten oder Werbungsprospekte von Schmuckgeschäften betrachten.

Eine andere Frau arbeitete früher als Sekretärin und beherrschte die Stenografie sehr gut. Sie nutzt jede Gelegenheit, um zu „stenografieren". Dies kann man unterstützen, indem Papier und Bleistift bereitliegen und genutzt werden können.

So gibt es bei jedem Menschen Punkte, an die man anknüpfen kann. Bei vielen dieser Menschen stehen auch Kriegs- oder Fluchterlebnisse sehr im Vordergrund. Hier kann man nur immer wieder zuhören und sein Verständnis und seine Zuneigung bekunden.
Irgendwann wird aber auch dieser Faden reißen und das biografische Wissen tritt in der Begegnung mit dem an Demenz Erkrankten in den Hintergrund.

Hilfen für das Gespräch mit dem Kranken

Da das abstrakte Denken im Verlauf der Alzheimer-Erkrankung verloren geht, wird es immer schwieriger, ein Gespräch mit dem Betroffenen zu führen.
Es hat keinen Sinn, mit einem Kranken zu diskutieren oder ihm zu widersprechen. Er kann ab einem gewissen Stadium der Erkrankung logische Zusammenhänge und Begründungen nicht mehr verstehen! Im Gegenteil, häufig wird er unruhig und vielleicht auch aggressiv, da ihn die Situation überfordert.
Es ist dann nicht sinnvoll, auf die Äußerungen einzugehen. Man muss das Gesagte so stehen lassen. Beschimpfungen und Kränkungen sollten einen nicht persönlich angreifen, denn der Kranke verhält sich nicht absichtlich so, sondern weil er nicht anders kann. Nimmt man die Worte in ihrem Inhalt ernst und kontert entsprechend, macht man für den Kranken alles nur schlimmer.

Auch wenn es für viele Angehörige sehr schwer zu ertragen ist: Manche schwierige Situation und gereizte Reaktion des an Demenz Erkrankten sollte man einfach so geschehen lassen, ohne darauf einzugehen!

Es kann für Angehörige sehr verletzend sein, wenn sie nicht mehr erkannt werden. Es ist nachvollziehbar, dass es nach langen Ehejahren als tiefe Kränkung erlebt wird, wenn z.B. der Ehemann seine Ehefrau nicht mehr erkennt, sie anschnauzt, zur Seite schiebt und einfach an ihr vorbei rennt.

Auch deshalb ist es für Angehörige so wichtig, mit anderen betroffenen Angehörigen den Austausch zu suchen, um sich solche Erfahrungen von der Seele zu reden (s.a. S. 29).

Validation

Die Amerikanerin Naomi Feil hat eine Gesprächsführung für den Umgang mit demenziell erkrankten Menschen entwickelt, die in Fachkreisen „Validation" (2000) genannt wird. Das Konzept enthält „Techniken", mit denen man verbal auf einen demenziell Erkrankten eingehen kann. Im Prinzip versucht man das, was der Kranke sagt, zu „spiegeln". Das Konzept orientiert sich an der „Klientenzentrierten Gesprächsführung" nach C. Rogers, die auch in der Psychotherapie eingesetzt wird. Einen ähnlichen Ansatz verfolgt die „Integrative Validation" von Nicole Richard. Diese Gesprächstechnik kann von Angehörigen in speziellen Seminaren erlernt werden, die z.B. von der Deutschen Alzheimer Gesellschaft angeboten werden (s. S. 64).

Validation bedeutet „wertschätzen, ernst nehmen". Der demenzkranke Mensch wird so akzeptiert, wie er ist, seine „verwirrten" Äußerungen drücken möglicherweise tiefere Gefühle aus und geben unterdrückten Bedürfnissen einen Ausdruck (Feil, 1989).

Beispiel: Ein an Demenz erkrankter Mann, 90 Jahre alt, erklärt, dass er jetzt zu seiner Mutter gehen müsste, die auf ihn warte. Vermutlich liegt der Äußerung ein Bedürfnis nach Geborgenheit zugrunde, denn die Mutter ist die Person, die uns diese meist in früher Kindheit gegeben hat. Deshalb wird dem Betroffenen nicht erklärt, dass das nicht gehe, weil die Mutter schon lange tot sei, sondern im Sinne der Validation greift man dieses Bedürfnis auf und versucht es, in Worten oder Taten auszudrücken. Das könnte dann so aussehen, dass man dem Betroffenen fürsorglich den Arm um die Schulter legt und antwortet: „Ja, das ist schön bei der Mutter zu sein, da fühlst du dich gut aufgehoben und geborgen."

Im Gespräch sollte man dem an Demenz erkrankten Menschen nicht widersprechen, sondern versuchen, die Gefühle aufzugreifen, die den Äußerungen
zugrunde liegen!

Tipps für die Kommunikation

Manche demenzkranken Menschen können sehr ärgerlich und aggressiv reagieren,
wenn sie z.B. beim Anziehen Anweisungen bekommen oder wenn sie merken, dass
sie eine Tätigkeit nicht mehr richtig ausführen können. Das sind Situationen, in
denen man nicht vorwurfsvoll oder ärgerlich reagieren sollte.

Die Stimmung eines demenziell erkrankten Menschen kann von einem Augenblick
zum anderen schwanken. Zunächst ist er freundlich und plötzlich, ohne dass es für
den Angehörigen nachvollziehbar ist, ändert sich seine Stimmung in Angst oder
Aggression. Ursache hierfür ist häufig, dass er durch irgendetwas irritiert worden
ist und die aktuelle Situation nicht mehr einordnen kann.
In solchen Momenten sollten die Betreuenden ruhig bleiben und versuchen,
seinen Zustand in Worte zu fassen und ihm helfen, sich wieder in der Situation
zurechtzufinden.

> Beispiel: „Da hat dich jetzt plötzlich etwas erschreckt. Das hat dir Angst
> gemacht. Aber ich bin da und wir hatten gerade vor, ins Bad zu gehen.
> Das machen wir jetzt."

Im Folgenden werden noch weitere Grundsätze für die Gesprächsführung beschrieben:

- Um mit einem an Demenz erkrankten Menschen zu sprechen, ist es nötig,
  sich so auszudrücken, dass man den Verständnismöglichkeiten des Kranken
  gerecht wird. So sollten die Sätze immer kurz und prägnant sein.
- Ein genaues Zuhören kann Verständigung ermöglichen, auch wenn es scheint,
  als wäre das, was der Betroffene sagt, unverständlich. Manche Wortfetzen
  können noch sehr viel Aussage enthalten. Unterbrechungen des Gespräches
  sollte man vermeiden, denn diese verwirren den demenziell erkrankten Menschen noch zusätzlich. Auch Korrekturen des Gesagten im Gespräch sind
  unangebracht.
- Es hilft bei der Verständigung, wenn Augenkontakt aufgenommen wird. Dies
  gilt für jede Kommunikation, so auch für das Gespräch mit an Demenz Erkrankten.
- Es ist wichtig, sich klar zu machen, dass Fragen vielfach nicht beantwortet
  werden können. Es ist ungünstig zu sagen: „Möchtest du mitkommen?"

Stattdessen ist es besser, eine Aufforderung zu formulieren: „Komme doch mit mir mit!", wenn man den Kranken irgendwohin führen möchte. Wenn der Betroffene dies nicht möchte, wird er Widerspruch äußern oder zeigen.

- Im Gespräch spielt die Gesprächsatmosphäre eine große Rolle. Die Betroffenen lassen sich sehr leicht ablenken und spüren, wenn man z.B. unter Zeitdruck steht oder mit den Gedanken woanders ist. Je mehr Ruhe die betreuende Person ausstrahlt, umso ruhiger und geordneter wird das Gespräch verlaufen.
- Es fördert die Gesprächssituation, wenn die betreuende Person nicht darauf besteht, Recht zu haben, sondern in der Lage ist, das, was der Kranke äußert, im Raum stehen zu lassen. Dies kann für den gesunden Menschen eine große Herausforderung sein, denn es erfordert viel Ruhe und Geduld, die manchmal aggressiven, unzusammenhängend wirkenden oder auch sich ständig wiederholenden Äußerungen und Appelle anzuhören.

Auch wenn die betreuenden Personen sich alle Mühe geben, fühlen sie sich oft sehr hilflos, über das Gespräch so wenig Einfluss auf den Betroffenen nehmen zu können.

Alltagsfähigkeiten fördern und bewahren

Im Laufe unseres Lebens lernen wir, tägliche Verrichtungen automatisch abzuwickeln. Wir müssen nicht mehr darüber nachdenken, wie man frühstückt, sich wäscht, sich anzieht oder den Kaffee kocht. Viele dieser Tätigkeiten sind sehr tief in unserem Langzeitgedächtnis gespeichert. Jedoch sind sie nicht alle gleichwertig, einige alltägliche Verrichtungen erfordern viele Fähigkeiten und andere wiederum nur wenige. So ist es nicht verwunderlich, dass einige Alltagskompetenzen noch über einen längeren Zeitraum des Krankheitsverlaufes ausgeführt werden können, während andere nicht mehr geleistet werden können.

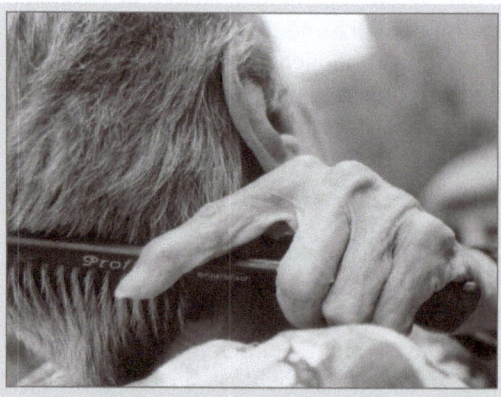

Handgriffe der Körperpflege wie Haare bürsten, sich waschen oder die Nahrungsaufnahme gehören unabhängig vom Geschlecht zu den Alltagstätigkeiten, an denen sich der demenziell erkrankte Mensch noch lange aktiv beteiligen kann. Mit fortschreitender Erkrankung muss man hier allerdings immer mehr Hilfestellung geben, indem die Hände des Kranken bei der Durchführung geführt werden.

Sich anziehen und waschen

Der Vorgang des Sichanziehens ist ein gutes Beispiel dafür, aus wie vielen einzelnen Teilschritten und -leistungen eine Alltagshandlung besteht. Das Kleidungsstück, das man ergreift, muss erst in seiner Funktion erkannt und dann dem richtigen Körperteil zugeordnet werden. Dann muss man es tatsächlich anziehen. Liegen mehrere Kleidungsstücke vor einem, gilt es auch die richtige Reihenfolge zu beachten, z.B. wird die Unterwäsche zuerst angezogen, dann das Hemd und die Hose und danach der Pullover. Außerdem muss man beim Anziehen das Oben und Unten sowie das Vorne und Hinten der Kleidungsstücke beachten.

Um sich anzuziehen, sind also verschiedene Wahrnehmungs- und Zuordnungsleistungen nötig: die Wahrnehmung des Kleidungsstücks, die Wahrnehmung des eigenen Körpers und die Zuordnung des Kleidungsstücks zu einem Körperteil.

Alltägliche Handlungen sind mit einer Vielzahl geistiger Leistungen verbunden und fallen von daher im Verlauf einer Demenz-Erkrankung immer schwerer.

Mit zunehmender Erkrankung können das Waschen und das Anziehen des Erkrankten zu einer Bewährungsprobe für den Betreuenden werden. Oft werden die Kranken aggressiv. Sie können das Waschen und Anziehen in ihrer Bedeutung nicht mehr einordnen. Sie haben das Gefühl, dass ständig jemand etwas von ihnen will! Hier helfen nur Geduld und ein vorsichtiges Vorgehen.

Es ist wichtig, den an Demenz erkrankten Menschen in die Handlung mit einzubeziehen und viel Geduld zu haben.

Um das Waschen und Anziehen möglichst spannungsfrei für die Beteiligten zu gestalten, bezieht man den Kranken im Rahmen seiner Möglichkeiten mit ein. Am besten gibt man ihm einen Waschlappen oder ein Handtuch in die Hand und versucht zunächst über das Führen der Hand, das Waschen durchzuführen. Wenn es mit dem Führen nicht geht, lässt man ihn sich mit dem eigenen Waschlappen so gut es geht selbst waschen und versucht mit einem anderen Waschlappen, die eigentliche Waschung vorzunehmen.
Manche demenziell erkrankten Menschen drehen die Wasserhähne auf und halten ihre Hände darunter. Auch diese Vorliebe kann man für den Waschvorgang ausnutzen.

Hilft man dem demenziell erkrankten Menschen beim Anziehen, kann es verschiedene Probleme geben. Viele Betroffene wehren sich gegen die einzelnen

Handlungsschritte beim Anziehen. Um diesen Widerstand aufzulösen, benötigt man vor allem Ruhe. Gleichzeitig kann es günstig sein, dem Kranken ein Kleidungsstück in die Hand zu geben, mit dem er hantieren kann, während man selbst ihn anzieht.

Unter Umständen lösen bestimmte Kleidungsstücke beim demenziell Erkrankten Widerspruch aus. So kann es sein, dass er behauptet, dass das Kleid, die Hose, der Pullover nicht die Eigenen seien. Hilfreich ist es dann – eventuell mit dem Kranken zusammen –, ein Kleidungsstück aus der Garderobe zu suchen, das er akzeptiert.

■ Auf was ist bei der Kleidung zu achten?

Man sollte darauf achten, dass die Kleidungsstücke einfach anzuziehen sind. Kleine Knöpfe sind z.B. sehr schwierig zu schließen. Hier können manchmal ein Klettverschluss oder Druckknöpfe eine Lösung sein. Es gibt jedoch Kranke, die diese sehr häufig öffnen und sich ständig ausziehen.

Leichter anziehen lassen sich auch Hosen mit einem Gummizug im Bund.

Wichtig ist Schuhwerk mit einer rutschfesten Sohle, damit die Sturzgefahr gemindert wird.

Bei zunehmender Erkrankung wird auch oft zu „Trochanter Schutzhosen" geraten, um bei Stürzen den Schenkelhals des Oberschenkels zu schützen. Trochanter Schutzhosen sind Unterhosen mit angeschnittenen Beinen, die im Hüftbereich Polster haben, die beim Waschen herausgenommen werden können. Sie geben keinen hundertprozentigen Schutz, aber sie dämpfen Stöße bei Stürzen erheblich. Häufig fragen die Krankenkassen nach einem Sturz, ob diese Schutzhosen getragen wurden. Man bekommt diese Schutzkleidung in Sanitätsfachgeschäften.

■ Zahnpflege und Mundhygiene

Eine sorgfältige Mundhygiene ist wichtig, da Zahn- und Mundprobleme zu Schmerzen beim Essen führen und als Folge Schwierigkeiten beim Essen auftreten können. Auch das Zähneputzen kann erschwert sein, weil die Erkrankten sich nicht helfen lassen wollen. Man kann dann die Hand des Betroffenen mit der Zahnbürste zum Mund führen und ihm so helfen, seine Zähne zu putzen. Zum Spülen des Mundes sollte man Kamillentee oder ähnliche Teesorten benutzen, da mit fortschreitender Erkrankung häufig das Zahnputzwasser mit der Zahnpasta getrunken wird. Zusätzlich gibt es zur Mundreinigung Stäbchen mit Zitronengeschmack, die man gut einsetzen kann. Sie sind in der Apotheke erhältlich.

Auf jeden Fall sollte die Zahn-, Mundgaumen- und Prothesenpflege täglich, möglichst nach jeder Mahlzeit erfolgen. Gibt es große Schwierigkeiten, weil der Kranke den Mund nicht öffnet, können im Notfall Hilfsmittel vom Zahnarzt eingesetzt werden.

Toilettengang

Viele Menschen, die an einer Demenz erkrankt sind, leiden an Störungen der Harn- und Stuhlkontrolle. Zum Teil ist dies durch die Einnahme von Medikamenten, oft aber auch durch Stress verursacht. Manche Kranken haben aber auch Probleme, den Harn- oder Stuhldrang wahrzunehmen, sie können dann dadurch unterstützt werden, dass sie regelmäßig bzw. „zu ihren Zeiten" zum Toilettengang aufgefordert werden.

Manches Missgeschick passiert auch, weil die Betroffenen Schwierigkeiten damit haben, sich zu entkleiden. Deshalb sollte man darauf achten, dass die Kleidung leicht herunterzuziehen ist und nicht mit einem schwer zu öffnenden Verschluss versehen ist.

Optische Orientierungshilfen an der Badezimmertür, auf dem Boden des Badezimmers oder auf dem Toilettenrand können es dem demenziell Erkrankten erleichtern, sich auf dem Weg zur Toilette und im Badezimmer zu orientieren.

Treten die Probleme mit dem Toilettengang plötzlich auf, sollte man Harnwegerkrankungen und Medikamentennebenwirkungen von einem Arzt ausschließen lassen.

Essen

Im Vergleich zum Waschen und Anziehen ist das Essen für viele Kranke viel einfacher durchzuführen. Es gibt zwar das Besteck, das in seiner Funktion erkannt und genutzt werden muss. Essen an sich besteht jedoch aus einer automatisierten Bewegung: Mit der Hand und dem gesamten Arm wird das Essen zum Mund gebracht und von diesem aufgenommen. Wie man bei fortschreitender Erkrankung damit umgeht, wenn Essen und Trinken immer schwieriger werden, wird im nächsten Abschnitt beschrieben.

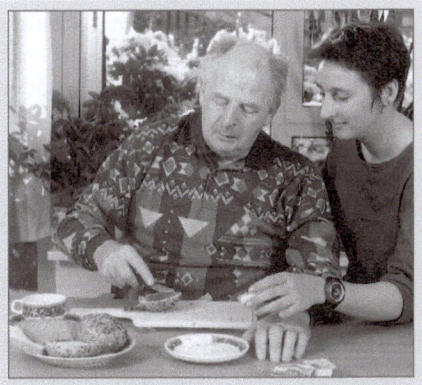

Umgang mit Ess- und Trinkstörungen

Ein schwieriger Aspekt bei der Betreuung schwer demenzkranker Menschen sind Essstörungen. Sie bedrücken die Angehörigen besonders, da man zusehen muss, wie die Kranken immer mehr abnehmen und schwächer werden.

Gleichzeitig ist es sehr wichtig, darauf zu achten, ob ein demenzkranker Mensch noch ausreichend trinkt und isst.

Es ist wichtig, durch eine sorgfältige Beobachtung herauszufinden, worin die Ursachen für die Essstörung liegen.

Mögliche Ursachen für Essstörungen können sein:

- Manchmal verweigern die Kranken das Essen, weil sie es nicht mögen. Dann sollte das Nahrungsangebot verändert werden.
- Häufiger tritt das Phänomen auf, dass das Gefühl für Sättigung und Hunger abnimmt. Dasselbe gilt übrigens auch für das Schmerzempfinden. Schmerz kann nicht mehr eingeordnet werden und wird oft auch nicht vom Hungergefühl unterschieden. So kann man nur durch genaues Beobachten erkennen, ob der Demenzkranke im Moment Schmerzen oder Hunger empfindet.
- Der Geschmackssinn verändert sich häufig. Oft werden viele Speisen als zu salzig empfunden und Süßspeisen wird der Vorzug gegeben. Hilfreich kann es dann sein, bei den Mahlzeiten zunächst eine Süßspeise zu reichen und erst danach die Hauptmahlzeit. Eventuell können süße und salzige Bissen abwechselnd gereicht werden.
- Auf einen gut sitzenden Zahnersatz ist zu achten, da eine nicht passende Zahnprothese zu Schmerzen führt. Der schwer demenzkranke Mensch kann aber diese Schmerzen nicht mehr lokalisieren. Er zeigt die Schmerzen z.B. durch auffälliges Verhalten oder auch dadurch, dass er das Essen verweigert.
- Manche Kranken sind in ihrem Bewegungsdrang so getrieben, dass sie keine Zeit und Ruhe zum Essen finden. Dies ist sehr schwer zu beeinflussen. Man kann dann beim „Wandern" das Essen reichen oder überall Essbares hinstellen und immer wieder anbieten.
- Häufigste Ursache für Essstörungen sind massive Wahrnehmungsstörungen. Das Essen wird nicht mehr als Essen wahrgenommen. Die Wahrnehmung der „Hand-Mund-Koordination", also der Bewegung der Hand vom Teller zum Mund, kann nicht mehr richtig eingesetzt werden, auch wenn sie motorisch noch möglich ist. Das Essen wird dann vom Teller auf den Tisch geschoben oder der Kranke rührt nur im Essen.

Bei Ess- bzw. Trinkschwierigkeiten sollte man gemeinsam mit Therapeuten nach geeigneten Hilfestellungen und Lösungen suchen.

Hier kann nun das therapeutische Konzept des Führens nach Affolter (s. S. 57) ein hilfreicher Ansatz sein. Wenn man durch eine therapeutische Fachkraft in diese

Technik eingeführt wurde, kann man als Angehöriger versuchen, dem Kranken durch das Führen eine gewisse Unterstützung zu geben.

■ Wenn der demenziell erkrankte Mensch die Eigenart entwickelt, die Nahrung in den Backentaschen zu belassen, oder mit seiner Zunge beim Essen nicht mehr zurechtzukommen scheint, dann müssen therapeutische Fachleute (z.B. Logopäden oder Ergotherapeuten) zurate gezogen werden.

Manchmal bekommt man die Essstörungen durch entsprechende Hilfestellungen in den Griff. In sehr schweren Fällen muss dem Kranken eine Sonde gelegt werden. Dies ist der Fall, wenn er nicht mehr schlucken kann. Schluckstörungen lassen sich daran erkennen, dass die kranken Menschen sich insbesondere beim Trinken von Flüssigkeiten verschlucken, die die Konsistenz von Wasser haben. Bei einer ausgeprägten Schluckstörung tritt die Gefahr einer Lungenentzündung auf, denn durch das Verschlucken kommt Flüssigkeit in die Lunge. Man spricht dann von einer Aspirationspneumonie.

Mit der Frage, ob eine Sonde zur Ernährung und zur Versorgung mit Flüssigkeit gelegt werden soll, sind ethische Fragen verknüpft, die man nicht so ohne Weiteres beantworten kann. Im Gespräch mit dem Arzt und dem Pflegepersonal müssen die Vor- und Nachteile einer Sondenernährung abgewogen werden.

Man sollte bedenken, dass es ein geringeres Problem für den Organismus darstellt, wenn der demenzkranke Mensch nicht mehr viel isst, als wenn er nicht mehr ausreichend trinkt. Für jeden Menschen ist die Flüssigkeitszufuhr wichtig, aber der Demenzkranke benötigt besonders viel Flüssigkeit, um die Gehirnfunktion anzuregen und nicht auszutrocknen. Nimmt er zu wenig Flüssigkeit 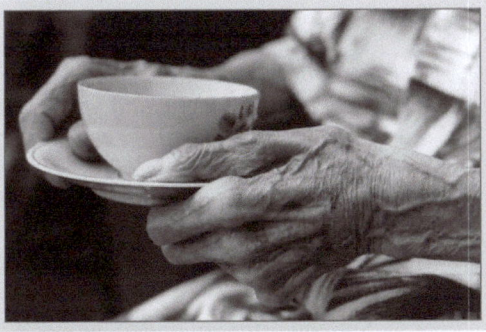 zu sich, dann mindert es seine sowieso eingeschränkten Gehirnfunktionen noch zusätzlich, denn das Gehirn benötigt Flüssigkeit, um zu arbeiten. Erschwerend für die ausreichende Flüssigkeitsaufnahme ist, dass sich das Durstgefühl ebenso wie das Hungergefühl im Verlauf einer Demenz verändert und häufig abnimmt.
Um das Trinken anzuregen, kann es helfen, auf gespeicherte Bewegungen und Gewohnheiten zurückzugreifen und dem Kranken als Aufforderung zum Trinken beispielsweise „zuzuprosten".

Unterstützung im Krankheitsverlauf

Unterstützung im frühen Stadium

Zu Beginn der Erkrankung sollte man dem Kranken Orientierungshilfen anbieten. Auf S. 35 wurde beschrieben, mit welchen Maßnahmen man den Erkrankten unterstützen kann.

■ **Spielerische Aktivierung**
In dieser Erkrankungsphase kann der Kranke, wenn er dies möchte, ein leichtes Gedächtnistraining durchführen.
Mit zunehmender Erkrankung sollte man jedoch darauf verzichten und eher spielerisch versuchen das Langzeitgedächtnis zu aktivieren.
In Fachbüchern gibt es ausführliche Anleitungen hierzu (s.a. Schaade, 1998). Im Folgenden werden einige Beispiele für spielerische Gedächtnisübungen aufgezählt, die man z.T. auch mit der ganzen Familie machen kann.

Verschiedene Spiele kann der an Demenz erkrankte Mensch wahlweise alleine oder gemeinsam mit anderen durchführen. So ist es zu Beginn der Erkrankung noch möglich, eine Patience zu legen oder ein Kreuzworträtsel zu lösen.
Je nach den Möglichkeiten des Erkrankten können eine Reihe von Sprachspielen mit Bild- oder Wortkarten sowohl in der Gruppe als auch alleine durchgeführt werden.

Beispiele für Sprachspiele:
- ■ *Gegensätze bilden: jung und ..., klein und ...*
- ■ *mithilfe von Bildkarten zusammengesetzte Wörter bilden:*
  ein Haus – eine Tür ergibt Haustür
- ■ *zu Gegenständen einen Oberbegriff suchen lassen mit Bild- oder Wortkarten: Kopfbedeckung, z.B. Hut, Mütze, Schal, Kopftuch*
- ■ *zu Gegenständen einen Oberbegriff finden: Birne, Apfel, Banane - Obst*
- ■ *Sprichwörter vollenden, wobei ein Teil des Sprichwortes auf einer Karte steht oder genannt wird und der andere ergänzt werden muss*
- ■ *das Spiel „Memory" mit einer begrenzten Anzahl von Bildkarten ist geeignet und macht vielen Menschen Spaß*
- ■ *in einer Gruppe können einfache Quizspiele gespielt werden*

Beispiele für Quizfragen:

- *Was gibt es am Montag zu essen? Erwartet wird ein Gericht mit dem Anfangsbuchstaben M.*
- *Tiere, die schwimmen können etc.*

Wichtig ist immer, dass der demenziell erkrankte Mensch die Spielanforderung bewältigen kann. Ansonsten muss das Spiel abgewandelt werden. So kann man Memory oder Quizspiele auch im Team spielen oder bei dem oben genannten Fragespiel letztendlich jedes Gericht akzeptieren. Um das Spiel Memory an die abnehmenden Fähigkeiten anzupassen, kann man die Karten aufgedeckt auf den Tisch legen und nur noch zuordnen lassen. Auch das „Aufräumen" der Karten ist eine wichtige Tätigkeit.

Basteleien und Gestaltungen machen vielen an Demenz erkrankten Menschen in einem frühen Stadium der Erkrankung Spaß.

Beispiele für kreative Beschäftigungen:

- *Eine Beschäftigung, die sehr beruhigend sein kann, ist das Ausmalen von Mandalas. Vorlagen für Mandalas gibt es im Buchhandel zu kaufen.*
- *Weißes Papier wird in beliebige Streifen geschnitten und dann auf schwarzes Papier als „Treibholz" geklebt.*
- *Collagen zu verschiedenen Themen, z.B. bevorzugte Lebensmittel, schöne Pflanzen u.Ä., können angefertigt werden, wenn der demenzkranke Mensch Spaß an gestalterischen Tätigkeiten hat.*

Unterstützung im mittleren Stadium

Im mittleren Stadium der Erkrankung braucht der demenziell Erkrankte immer mehr Hilfestellung. Er verliert die Orientierung und findet sich nicht mehr auf der Straße zurecht. So kann es sein, dass er bei einem Spaziergang den Heimweg nicht mehr findet. In diesem Stadium ist es wichtig, dem Kranken dabei zu helfen, seinen Tag zu gestalten. Ein fester Tagesplan gibt ihm Halt und Orientierung. Man spricht von Tagesstrukturierung.

Beispiele zur Tagesstrukturierung:

- *Der Kranke soll zwar ausschlafen, aber nicht zu lange im Bett verbringen, da er sonst nachts „wandert" und nicht schlafen kann.*
- *Er muss die Möglichkeit haben, spazieren zu gehen.*
- *Er benötigt Gelegenheit und Anregung, um Tätigkeiten nachzugehen, z.B. Gymnastik oder spielerische Beschäftigungen (s. S. 53/59).*

- *Mittags sollte er nur kurze Zeit ruhen und vor allem abends nicht zu früh ins Bett gehen.*
- *Abends sollte jeden Tag das gleiche Zeremoniell stattfinden. So kann es günstig sein, den Raum etwas abzudunkeln, schöne, ruhige Musik zu spielen, etwas vorzulesen. Dies kann den demenziell erkrankten Menschen beruhigen und ihm helfen, besser einzuschlafen.*

Typisch für viele Kranke ist es, dass sie am späten Nachmittag unruhiger werden. Es ist gut, sich darauf einzustellen und dies nicht durch Hektik und Unruhe noch zu verstärken.

Auch im mittleren Stadium können die Kranken mit Anleitung weiterhin eine Vielzahl von Alltagshandlungen durchführen, z.B. Tisch decken, Betten machen, Wäsche falten, Staub wischen und kehren. Meist können sie mit Hilfe oder in einer geleiteten Kochgruppe noch Mahlzeiten zubereiten.

Zu den Alltagskompetenzen gehören auch die Kulturtechniken Schreiben, Rechnen, Lesen. Die Fähigkeiten zu schreiben und zu rechnen gehen relativ schnell verloren, das Lesen hingegen bleibt als Fähigkeit meist noch lange erhalten. Der Inhalt des Gelesenen wird zwar bald nicht mehr aufgenommen, aber die Freude am Lesen ist lange Zeit vorhanden. So kann man sich kurze Sätze vorlesen lassen, Spiele, die mit Buchstaben zu tun haben, heraussuchen oder aber Wortspiele anbieten, z.B. Karten mit typischen Paaren anfertigen: Romeo und Julia, Salz und Zucker, Sonne und Mond, die dann gelesen werden können.

Auch einfache Gesellschaftsspiele können weiterhin gespielt werden. Meist ist es im mittleren Erkrankungsstadium jedoch nötig, die Spielregeln zu vereinfachen,

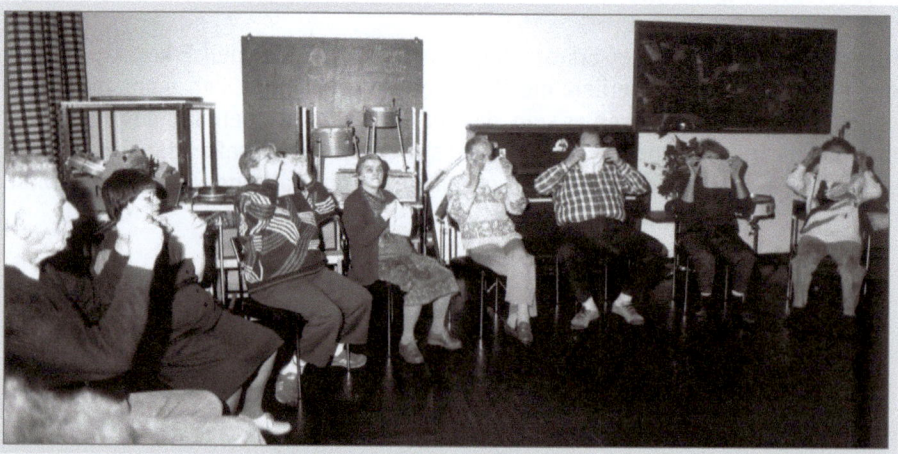

denn es fällt dem Erkrankten schwer, sich diese zu merken und sie einzuhalten. Manche Handbewegungen bereiten ihm immer größere Schwierigkeiten, z.B. das Würfeln und Greifen kleiner Spielfiguren. Als Lösung bietet sich an, im Fachhandel größere Ausführungen der Spiele und Spielutensilien zu erwerben, um eine Zeit lang diese Schwierigkeiten auszugleichen.

Das Spiel „Mensch ärgere dich nicht" kann man dadurch anpassen, indem nur mit einer Figur jeder Farbe gespielt wird, bestimmte Regeln außer Kraft gesetzt werden, alle Teilnehmer mit jeder Figur vorwärts gehen dürfen, wenn die Farbe der „eigenen" Figur vergessen wird. Für den Spielverlauf ist es wichtig, dass der Kranke entweder mit gesunden Menschen spielt, die diese Vereinbarungen mittragen, oder dass die Mitspieler vergleichbare kognitive Einschränkungen haben und von daher dieselben Regelanpassungen benötigen. Berücksichtigt man dies nicht, kann das Spielen sehr problematisch werden!

Demenziell erkrankte Menschen singen besonders gerne und bewegen sich zur Musik. Dies tut ihnen nicht nur emotional gut, sondern fördert auch ihre Körperwahrnehmung und gibt ihnen größere Sicherheit bei der Raumwahrnehmung. Sie singen und hören besonders gerne die Lieder und Schlager aus ihrer Jugend. Diese sind tief in ihrem Langzeitgedächtnis verankert. Wenn man mit den Erkrankten über ihre Lebensgeschichte spricht (s.a. Biografiearbeit, S. 40f), hat man Gelegenheit, sich über ihre musikalischen Vorlieben zu informieren.

Bewegung ist für deren Wohlbefinden und Ausgeglichenheit wichtig. Über kleine Spiele, die eine Kombination von Musik und Bewegung beinhalten, kann man sie dazu anleiten, körperlich aktiv zu sein.

Vielen Erkrankten fällt dies in einer Gruppe leichter, deshalb ist dies zu Hause schwieriger durchzuführen. In Tagespflegegruppen werden solche Aktivitäten jedoch in aller Regel durchgeführt.

Es kann für Kranke in diesem Stadium schön sein, Bilder und Fotoalben aus der Vergangenheit zu betrachten und sich an den eigenen Lebenslauf zu erinnern. Irgendwann lässt jedoch die Fähigkeit, Bilder zu erkennen, nach, und dann kann der Kranke zu den Fotos keine Beziehung mehr herstellen.

Unterstützung im fortgeschrittenen und letzten Stadium

Im fortgeschrittenen Stadium wird es immer schwieriger, die Kranken zu betreuen und sie aktiv am Alltag teilhaben zu lassen.

Sie können sich immer schlechter selbst bewegen, denn sie leiden unter einer immer stärkeren Muskelspannung. Viele werden bettlägerig und müssen umfassend gepflegt werden. Dies ist für Angehörige eine große Herausforderung. Viele

Angehörige sind diesen Anforderungen nicht gewachsen. So kann es sein, dass man den Betroffenen in ein Heim geben muss, was oft zu Schuldgefühlen und Problemen führt. Das Gespräch mit anderen betroffenen Angehörigen kann dann sehr entlastend sein.

Wenn man einen demenziell erkrankten Menschen zu Hause pflegt, bedeutet das nicht nur eine psychische Belastung, sondern auch einen hohen körperlichen Einsatz für die Angehörigen. Hilfe durch einen ambulanten Pflegedienst ist unbedingt notwendig.
Informationen über ambulante Pflegedienste kann meistens der Hausarzt vermitteln.

Kann der demenziell erkrankte Mensch noch auf einem Sessel sitzen, ist es wichtig, auf seine Sitzhaltung zu achten. So sollte er immer Bodenkontakt mit den Füßen haben. Die Füße dürfen nicht in der Luft baumeln, denn über die Fußsohlen bekommt der kranke Mensch wichtige Wahrnehmungsinformationen. Hüfte und Knie sollten immer etwa im 90°-Winkel gebeugt sein. Wenn eine sehr hohe Körperspannung besteht, ist dies jedoch nur schwer zu erreichen. Durch Kissen oder Schaumstoffelemente kann man die Sitzhaltung jedoch meist verbessern.

Schonend für die Gesundheit der Pflegenden ist ein Krankenbett, denn es ist in der Regel höher und für eine Pflege geeigneter als das persönliche Bett. Die Gebühr für die Ausleihe des Krankenbettes wird meist von den Krankenkassen übernommen.
Da es durch das Liegen zu einem sogenannten Dekubitus (Druckgeschwür) kommen kann, ist vor allem die richtige Lagerung des Kranken wichtig. Wenn der bettlägerige Mensch immer in derselben Haltung liegt, dann entstehen auf den Auflagepunkten Druckgeschwüre. Man sagt auch, der Kranke „liegt sich wund". Wie der Kranke gelagert und gebettet werden soll, muss der ambulante Pflegedienst erklären.

Von großer Bedeutung für pflegende Angehörige sind vertrauenswürdige Menschen, die sie auch mal für kurze Zeit bei der Pflege ablösen, damit sie sich selbst etwas erholen können. Wichtig ist immer, dass der pflegende Angehörige auch etwas für sich selbst tut. Er kann dem kranken Menschen letztlich nur helfen, wenn er selbst „auftanken" kann (s.a. S. 29f).

Therapeutische Behandlungsansätze

Es gibt verschiedene therapeutische Konzepte, die sich damit beschäftigen, wie man die Wahrnehmungsfähigkeiten von beeinträchtigten Menschen verbessern kann. Sie werden teilweise auch bei der Betreuung und Behandlung von demenziell erkrankten Menschen eingesetzt. Im Folgenden werden verschiedene Konzepte kurz vorgestellt.

Die **Basale Stimulation** nach A. Fröhlich ist ein Konzept, das eigentlich für schwerbehinderte Kinder entwickelt wurde. Heute werden auch erwachsene Menschen mit verschiedenen Erkrankungen, u.a. demenzkranke Menschen, nach diesem Ansatz behandelt. Bei der Basalen Stimulation werden dem Erkrankten, der sich in einer passiven Situation befindet, durch die pflegende Person Sinnesreize vermittelt.

> *Beispiel: Die Hände werden abwechselnd mit einer weichen Bürste, einem Schwamm, einem weichen Tuch abgerieben. Eine andere Möglichkeit besteht darin, den Kranken mit warmen und kalten Gegenständen zu berühren.*

Die Basale Stimulation will Menschen, die nicht selbstständig in der Lage sind, sich Sinneseindrücke zu verschaffen, aus der Sinnesisolation heraushelfen, ihr Leben durch Sinneseindrücke bereichern und ihnen größeres Wohlbefinden verschaffen. Eingesetzt werden kann die Basale Stimulation bei Menschen mit einer fortgeschrittenen Demenz-Erkrankung. Sie können nur sehr schwer Sinnesreize aufnehmen und vor allem verarbeiten.

In den Niederlanden wurde das sogenannte **Snoezelen** entwickelt. Das Wort Snoezelen ist eine Zusammensetzung der holländischen Begriffe „Snuffelen" und „Doezelen", Snuffelen bedeutet schnüffeln; doezelen heißt dösen. Es wird eine Vielzahl verschiedenartiger grundlegender Reize zusammengefasst, die alle in einer angenehmen Atmosphäre angeboten werden. Zu den Angeboten zählen Entspannungsmusik, unterschiedliche Materialien zur Vermittlung von Berührungsreizen wie z.B. Fell, Sandpapier, Sand, Steine, Wasser, verschiedene Lichtspiele und auch verschiedene Düfte.

Die Snoezelräume wurden vor allem für Menschen entwickelt, die sich nur schwer selbst Wahrnehmungserlebnisse verschaffen können, z.B. schwer mehrfachbehinderte Menschen. In manchen Pflegeeinrichtungen für Demenzkranke wurden daher auch Snoezelräume eingerichtet. Snoezelen kann jedoch auch eine Überforderung für demenziell erkrankte Menschen sein und sie beunruhigen, weil viele unterschiedliche Sinnesreize gleichzeitig auf sie einströmen. Grundsätzlich kann man dem an Demenz erkrankten Menschen alle aufgezählten Sinneseindrücke auch unabhängig von einem Snoezelraum vermitteln.

Werden Duftstoffe zur Stimulation eingesetzt, sollte man bedenken, dass Gerüche von allen Menschen sehr unterschiedlich empfunden werden und es zu allergischen Reaktionen kommen kann.

Um den Geruchssinn anzuregen, ist es günstig, dies in Handlungen einzubetten, die das gesamte Wahrnehmungserleben berücksichtigen.

Beispiel: Eine Zitrone kann vom Kranken angefasst, angeschaut und ausgepresst werden. Man kann sie fühlen, sehen, riechen und schmecken. So wird eine Vielzahl von Sinnesreizen vermittelt.

Das Konzept der **Sensorischen Integration (SI)** nach Jean Ayres richtete sich vor allem an entwicklungsverzögerte Kinder.

Die Arbeit mit demenziell erkrankten Menschen wurde durch die Sensorische Integration insofern weiterentwickelt, da das Konzept die Auseinandersetzung mit der Bedeutung und den komplexen Abläufen von Wahrnehmung gefördert hat. Sensorische Integration meint den dauernd stattfindenden neurophysiologischen Prozess, in dem alle Empfindungen bzw. Sinnesreize verarbeitet werden. Es ist diesem Konzept zu verdanken, dass gerade die Basissinne Gleichgewichtswahrnehmung, Eigenwahrnehmung, Vibrationswahrnehmung und taktile Wahrnehmung (Berührungswahrnehmung) an Bedeutung in der Therapie auch von demenziell erkrankten Menschen gewonnen haben.

Es ist typisch für demenzkranke Menschen, dass sie sich die Körperinformationen suchen, die ihnen verloren gehen. So sind die mit zunehmender Erkrankung zu beobachtenden „eigenartigen" Verhaltensweisen damit zu erklären, dass der Kranke Sinnesinformationen „sucht".

Beispiel: Die Kranken fahren mit den Händen über Tische und andere Gegenstände, sie drehen ihre Finger, nesteln an Textilien oder zeigen andere auffallende Verhaltensphänomene. So schieben sie z.T. schwere Möbel, müssen scheinbar alles mit ihren Händen betasten oder reiben die Hände beständig aneinander.

Man spricht hier von Selbststimulation. Als Angehöriger kann man Hilfestellung geben, indem man den kranken Menschen Dinge zum Anfassen und Berühren vermittelt. Man kann ihnen Tücher geben, in die sie Gegenstände einwickeln können. Taschen sind beliebt, da man diese aus- und einpacken und mit sich herumtragen kann.

Besonders wichtig ist die Stimulation des vestibulären Systems, d.h. des Gleichgewichtssinns. Auch hier sucht sich der Demenzkranke häufig seine Stimulation. Manche tanzen sehr gerne oder wiegen sich hin und her. Schaukelstühle oder Hollywoodschaukeln können diesem Bedürfnis sehr entgegen kommen. Steht ein Schaukelstuhl zur Verfügung, dann muss man im Auge behalten, dass dieser beim Hinsetzen wackelt und auch wegrutschen kann. Auch können die Kufen „Stolperfallen" sein.

Eine Hollywoodschaukel kann gemeinsam mit dem demenzkranken Menschen benutzt werden, sodass der kranke Mensch nicht alleine „den Boden unter den Füßen verliert".

Mit zunehmender demenzieller Erkrankung nimmt die Körperwahrnehmung des erkrankten Menschen immer mehr ab (s. S. 16).

Beispiel: Eine demenzkranke Frau wurde im Rahmen einer Musikgruppe aufgefordert, in die Hände zu klatschen. Hilflos hielt sie ihre Hände der Betreuerin entgegen und sagte: „Schwester, wie soll ich?" Sie verstand noch die Aufforderung zur Bewegung, aber sie wusste nicht, wie sie ihre Hände bewegen sollte.

Ähnliche Probleme gibt es auch beim Aufstehen oder Hinsetzen, beim Heben der Arme, um z.B. einen Pullover anzuziehen, und beim Essen. Um mit diesen Problemen umzugehen, gibt es Hilfestellungen, die es manchem Demenzkranken ermöglichen, bestimmte Bewegungen noch für einige Zeit durchzuführen.

Ein wichtiges Konzept dafür ist die **Affolter-Methode**, die von der Logopädin und Psychologin Felicie Affolter entwickelt wurde. Dieses Wahrnehmungskonzept versucht Problemlösungen im Alltagsgeschehen zu finden. Die Begegnung der Person mit der Umwelt steht im Mittelpunkt.
Durch das Führen des Körpers bekommt der Kranke einen Kontakt mit seiner Umwelt.

Beispiel: Die Hände des demenziell Erkrankten werden beim Brotstreichen geführt, indem die Hände der betreuenden Person auf den Händen des Kranken liegen und alle Bewegungen geführt werden, die nötig sind, um das Brot zurechtzumachen.
Die Führung soll in normaler Geschwindigkeit ausgeführt werden und harmonisch ablaufen. Sobald der Kranke – auch nur für kurze Zeit – eine Bewegung selbstständig übernehmen kann, wird die Führung zurückgenommen. So kann man erreichen, dass ein kranker Mensch Bewegungsabläufe zu einem Teil wieder selbstständig übernehmen kann.

Beispiel: Klatschen zur Musik. Man kann die Hände vorsichtig zusammenführen und dadurch die Bewegung anbahnen.

Der Ansatz kann jedoch nicht verhindern, dass es mit zunehmender Erkrankung immer schwieriger wird, sich zu bewegen. Trotzdem kann das „Führen" nach Affolter hilfreich sein, weil es die Bewegungsunfähigkeit etwas verzögert und damit die Lebenssituation für alle Beteiligten verbessert.

Weiterhin soll noch kurz auf das **Bobath-Konzept** hingewiesen werden. Dieser Behandlungsansatz wird vor allem in der Arbeit mit Schlaganfallpatienten eingesetzt, Aspekte davon können aber auch bei der Behandlung von Demenzkranken angewandt werden.

Mithilfe des Bobath-Konzepts versucht man die Muskelspannung – man spricht auch von Muskeltonus –, die bei vielen neurologischen Erkrankungen sehr erhöht ist und zu Bewegungsproblemen führt, zu regulieren.

Dabei werden das Erreichen einer normalen Muskelspannung und die Unterdrückung krankhaft bedingter Reflexmechanismen „trainiert". Das Konzept hilft Pflegenden, wenn es darum geht, den Kranken richtig anzufassen, ihn umzusetzen oder den bettlägerigen Menschen in eine gute Liegeposition zu bringen. Auch beim demenziell erkrankten Menschen im fortgeschrittenen Stadium spielt dieser Ansatz eine ganz bedeutende Rolle, weil es viel Kraft und Technik erfordert, einen Kranken vom Bett auf einen Stuhl oder Rollstuhl zu setzen. Die einzelnen Handgriffe dazu kann man sich von therapeutischen Fachleuten (Physiotherapeuten, Ergotherapeuten, Pflegekräfte etc.) zeigen lassen.

Die hier genannten Konzepte unterstützen vor allem die Wahrnehmung der beeinträchtigten Menschen. Sie bieten Angehörigen Hilfestellungen und Anregungen für die Pflege und Betreuung der Demenzkranken. Wer sich intensiver mit den beschriebenen Konzepten beschäftigen will, kann dies mithilfe entsprechender Fachliteratur tun (s.a. Schaade, 1998).

Wahrnehmungs- und Beschäftigungsangebote im Alltag

Die Förderung von Wahrnehmung und die Teilnahme an alltäglichen Tätigkeiten sind in diesem Ratgeber wiederholt als hilfreich und unterstützend für die an Demenz erkrankten Menschen beschrieben worden.

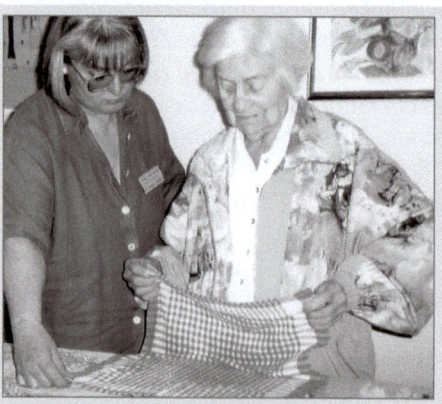

Anregungen, wie man demenzkranken Menschen Wahrnehmungs- und Betätigungsangebote verschaffen und ihnen so zu mehr Wohlbefinden im Alltag verhelfen kann, gibt folgender Abschnitt.

Um Wahrnehmungserfahrungen zu vermitteln, benötigt man verschiedene Materialien. Die Kranken brauchen Dinge, die sie anfassen, einpacken und bei sich verstecken können. Sie müssen Gegenstände greifen können, damit sie etwas „be-greifen". Sie suchen sich teilweise Reize, um sich zu spüren und den Verlust der Eigenwahrnehmung auszugleichen. Hier kann man ansetzen und ihnen Angebote machen, um die vorhandenen Bedürfnisse zu befriedigen. In ihrer Umwelt sollten sich von daher Gegenstände befinden, die einen Aufforderungscharakter zum Anfassen und Hantieren haben und ihnen alltägliche Wahrnehmungserlebnisse verschaffen.

Hierbei kann man an Alltagskompetenzen anknüpfen, die z.T. tief im Langzeitgedächtnis gespeichert sind, z.B. weil sie im früher ausgeübten Beruf angewandt wurden. So fühlen sich viele an Demenz erkrankte Frauen noch stark zu Haushaltstätigkeiten wie z.B. Waschen, Kochen, Nähen und Backen hingezogen. Männer dagegen arbeiten häufig gerne im Garten, spülen ab, führen handwerkliche Tätigkeiten wie Hämmern, Schleifen, Anstreichen aus oder betätigen sich wie im Büro mit Ordnern und Locher.

Verschiedene Beispiele für Gegenstände und Tätigkeiten, die Betätigungen und Wahrnehmungserfahrungen anregen, seien hier noch einmal genannt:

- *Servietten und andere Tücher, die zusammengelegt oder gefaltet werden können*
- *Tücher, z.B. zum Staubwischen*
- *Besen zum Kehren*
- *Handtaschen und Beutel, in denen man Gegenstände einräumen und mit sich herumtragen kann. Diese Möglichkeit wird vor allem von Frauen gerne genutzt.*
- *Bücher und Zeitschriften zum Blättern und Anschauen*
- *Zeitungen zum Zerreißen*
- *Stofftiere und Puppen zum Hantieren, Kuscheln und Herumtragen*
- *Kleine Kästen mit verschiedenen Gegenständen aus der Vergangenheit zum „Kramen"*
- *Einfache Haushaltstätigkeiten wie Obstsalat schneiden, Grießbrei kochen, Blumen gießen und dergleichen ausüben lassen.*

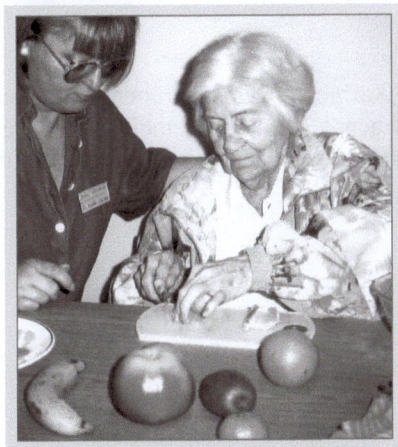

Selbst schwerst an Demenz erkrankten Menschen kann man noch zu Wahrnehmungserfahrungen verhelfen und so dazu beitragen, dass sie ihre Körperwahrnehmung stabilisieren, wenn man ihnen Gegenstände wie Igelbälle oder raue

Materialien, wie Sandpapier, das auf ein Stück Holz aufgeklebt wurde, in die Hand gibt. Schwerere Gegenstände, wie Sandsäckchen, die auf Körperteile aufgelegt oder in der Hand gehalten werden, vermitteln gute Körperinformationen. Aber auch Vibrationen, die durch Klangschalen entstehen oder durch „Vibrationskissen" oder Massagegeräte hervorgerufen werden, ermöglichen gewisse Körperstimulationen. Vibrationsstimulationen erhalten die Kranken auch durch elektrische Geräte, beispielsweise Rasierer, Massagegerät, elektrische Zahnbürste oder auch das Berühren der Waschmaschine.

Einfallsreichtum ist gefragt, wenn man Menschen mit einer Demenz Wahrnehmungs- und Betätigungserlebnisse verschaffen will. Über die Beobachtung bekommt man einen Zugang zu ihren Vorlieben und kann dann entsprechende Angebote überlegen.

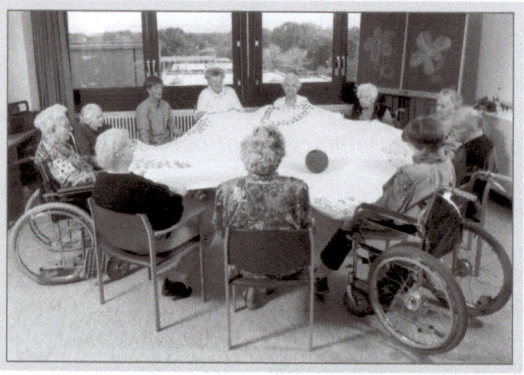

Vor allem das gemeinschaftliche Tun ist für demenziell erkrankte Menschen sehr wichtig, damit sie sich einerseits nicht isoliert fühlen, und andererseits durch das Miteinander Anregungen bekommen. Singen und Rhythmus sind Urelemente im Leben des Menschen, und diese Fähigkeiten bleiben dem Kranken sehr lange erhalten. Beim gemeinsamen Singen und Klatschen oder beim „Kaffeekränzchen" blühen von daher auch schwerer Erkrankte immer wieder auf. Ebenso kann das gemeinsame Sprechen von bekannten Gedichten und Reimen noch lange Zeit Freude und Anregung bieten.

Ausblick

Da die Menschen heute älter werden, steigt die Anzahl derer, die an einer Demenz-Erkrankung leiden, seit Jahren an. Noch gibt es keine Behandlungsmaßnahmen, die die Alzheimer-Erkrankung oder auch andere demenzielle Erkrankungen stoppen oder verhindern können. Zahlreiche Forschungsaktivitäten beschäftigen sich von daher damit, mehr über die verschiedenen Formen der Demenz-Erkrankungen herauszufinden und wirksame therapeutische Maßnahmen zu entwickeln.

Bis in der Forschung ein Durchbruch gelingt, müssen sich die Betroffenen und ihre Angehörigen auf einen langsamen Abschied einstellen, der schmerzlich ist und viel Kraft kostet.

Familien, die einen an Demenz erkrankten Menschen begleiten, fühlen sich häufig überfordert und ausgebrannt. Das Gefühl „Ich kann doch nichts tun!" gewinnt so manches Mal die Oberhand und führt zu Hilflosigkeit und Resignation. Sich in einer Selbsthilfegruppe auszusprechen und auszutauschen hilft Angehörigen, die schwierige Aufgabe zu meistern und den Mut nicht zu verlieren.

Wie jeder Mensch hat auch der demenziell erkrankte Mensch das Bedürfnis, sich wohl und geborgen zu fühlen. Um den Kranken besser verstehen und unterstützen zu können, benötigen Angehörige Informationen und Hinweise, wie man das Wohlgefühl des Betroffenen in den verschiedenen Stadien der Erkrankung stärken kann.

Demenz-Erkrankungen nehmen zu und demenzkranke Menschen begegnen uns in allen Lebensbereichen. Dass man in der eigenen Familie einen an Demenz erkrankten Angehörigen zu betreuen hat, sollte man im Bekanntenkreis und in der Öffentlichkeit nicht vertuschen. Durch einen offenen Umgang kann man fördern, dass alle Menschen und Institutionen sich diesem gesamtgesellschaftlichen Problem stellen.

Literatur

Ayres A.J. Bausteine der kindlichen Entwicklung. Heidelberg: Springer 1998

Baier B., Romero B. Rehabilitationsprogramme und psychoedukative Ansätze für Demenz-kranke und betreuende Angehörige. In: Förstl H. (Hrsg.) Demenzen in Theorie und Pra-xis. Berlin: Springer 2001, S. 383-403

Buchholz T., Gebel-Schürenberg A., Nydahl P., Schürenberg A. Begegnungen. Basale Stimu-lation in der Pflege - Ausgesuchte Fallbeispiele. Bern: Hans Huber 2001

Bienstein C., Fröhlich A. Basale Stimulation in der Pflege. Die Grundlagen. Seelze/Velbert: Kallmeyer 1. Auflage 2003

Bienstein C., Fröhlich A. Bewußtlos. Eine Herausforderung für Angehörige, Pflegende und Ärzte. Düsseldorf: Verlag Selbstbestimmtes Leben 1994

Borchardt C., Borchardt D., Kohler J., Kradolfer F. Sensorische Verarbeitungsstörung. Theorie und Therapie der Sensorischen Integration. Idstein: Schulz-Kirchner 2005

Bundesministerium für Gesundheit. Wenn das Gedächtnis nachlässt. Bonn, DVG mbH Meckenheim, Birkenmaarstr. 8, 53340 Meckenheim, 2003

Deutsche Alzheimer Gesellschaft. Liebe Oma. Alzheimer Europe. Deutsche Alzheimer Gesell-schaft e.V., Friedrichstr. 236, 10969 Berlin, 1999

Feil N. Validation. Ein Weg zum Verständnis verwirrter alter Menschen. München: E. Reinhardt 2000

Fenske-Deml S. Mein Gehirn kennt mich nicht mehr. Dortmund: Verlag modernes lernen 1998

Förstl H. Lehrbuch der Gerontopsychiatrie. Stuttgart: Ferdinand Enke 1997

Förstl H. (Hrsg.) Demenzen in Theorie und Praxis. Berlin: Springer 2001

Fröhlich A. Basale Stimulation. Düsseldorf: Verlag Selbstbestimmtes Leben 2003

Fröhlich A. Wahrnehmungsstörungen und Wahrnehmungsförderung. Heidelberg: Edition Schindele 1996

Fröhlich A., Bienstein C., Haupt U. Fördern - Pflegen - Begleiten. Beiträge zur Pflege- und Entwicklungsförderung schwerstbeeinträchtigter Menschen. Düsseldorf: Verlag Selbst-bestimmtes Leben 1997

Frommelt P., Grötzbach H. (Hrsg.) Neurorehabilitation: Grundlagen, Praxis, Dokumentation. Berlin: Blackwell Wissenschaftsverlag 1999

Grond E. Die Pflege verwirrter alter Menschen. Psychisch Alterskranke und ihre Helfer im menschlichen Miteinander. Freiburg im Breisgau: Lambertus 1996

Held C., Ermini-Fünfschilling D. Das demenzgerechte Heim. Basel: Karger 2004

Hulsegge J., Verheul A. Snoezelen - eine andere Welt. Marburg/Lahn, Bundesvereinigung Lebenshilfe für geistig Behinderte 1991

Jürgs M. Alzheimer. Spurensuche im Niemandsland. München: List 1999

Kitwood T. Demenz. Bern: Hans Huber 2. Auflage 2002

Klessmann E. Wenn Eltern Kinder werden und doch die Eltern bleiben. Bern, Stuttgart, Toronto: Hans Huber 1990

Kostrewa S., Kutzner M. Was wir noch tun können! Basale Stimulation in der Sterbebeglei-
tung. Bern: Hans Huber 2002

Krämer G. Alzheimer Krankheit. Stuttgart: Thieme 2000

Kuratorium Deutsche Altershilfe. Qualitätshandbuch Leben mit Demenz. Köln: Kuratorium
Deutsche Altershilfe Wilhelmine-Lübke-Stiftung e.V. 2001

Kurz A. Alzheimer-Patienten erkennen und behandeln. Aktuelles Wissen. Frankfurt: Hoechst
Aktiengesellschaft 1995

Lind S. Demenzkranke Menschen pflegen. Bern/Göttingen/Toronto/Seattle: Hans Huber 2003

Medizinischer Dienst der Spitzenverbände der Krankenkassen e.V. (MDS) Grundsatzstellung-
nahme, Ernährung und Flüssigkeitsversorgung älterer Menschen. Hannover: Vincentz
2003

Merki K., Krämer E., Günter A., Nauer O. Rückwärts und alles vergessen. Mit Alzheimer leben. München: Econ Taschenbuch 2001

Nydahl P., Bartoszek G. Basale Stimulation. Neue Wege in der Intensivpflege. München,
Jena: Urban & Fischer 2000

Nydahl P., Bartoszek G. Basale Stimulation. Neue Wege in der Pflege Schwerstkranker.
München, Jena: Urban & Fischer 2003

Osborne C., Schweitzer P, Trilling A. Erinnern. Eine Anleitung zur Biographiearbeit mit alten
Menschen. Freiburg: Lambertus 1997

Romero B. Rehabilitative Ansätze bei Alzheimer-Krankheit: die Selbsterhaltungstherapie. In:
Frommelt P., Grötzbach H. (Hrsg.) Neurorehabilitation: Grundlagen, Praxis, Dokumentation. Berlin: Blackwell Wissenschaftsverlag 1999, S. 531-540

Sacks O. Der Mann, der seine Frau mit einem Hut verwechselte. Reinbek bei Hamburg:
rororo 1991

Sacks O. Der Tag, an dem mein Bein fortging. Reinbek bei Hamburg: rororo 1991

Schaade G. Ergotherapie bei Demenzerkrankungen. Rehabilitation und Prävention. Heidelberg: Springer 2004

Schäffler A., Schmidt S. Mensch, Körper, Krankheit. Neckarsulm: Urban & Fischer 1994

Sparks N. Wie ein einziger Tag. München: Heyne 1996

Schmidt-Hackenberg U. Wahrnehmen und Motivieren. Hannover: Vincentz 1996

Shulman K., Shedletsky R., Silver I. The challenge of time. Int J Geriatr. Psychiatry 1986,
1 135-140

Wojnar J. Ernährung in der häuslichen Pflege Demenzkranker. Praxisreihe der Deutschen
Alzheimer Gesellschaft e.V. 2004

Interessante Links

www.altern-in-wuerde.de
www.basale-stimulation.de
www.demenz-ratgeber.de
www.deutsche-alzheimer.de
www.integrative-validation.de
www.nahrungsverweigerung.de
www.patientenleitlinien.de

Angehörigen-Selbsthilfe

Es gibt in vielen Städten Gruppen der Deutschen Alzheimer Gesellschaft. Die Deutsche Alzheimer Gesellschaft hat ihren Sitz in Berlin. Dort kann man auch Informationen über regionale Selbsthilfegruppen erhalten. Zusätzlich kann man über das Alzheimer-Telefon Rat und Hilfe bekommen.

Deutsche Alzheimer Gesellschaft e.V.
Friedrichstraße 236,
10969 Berlin
Tel.: 030/25937950
Fax: 030/2593795-29

E-Mail: info@deutsche-alzheimer.de

Alzheimer-Telefon: 01803/171017

Internetadresse: www.deutsche-alzheimer.de